Anxieties *of a* YOUNG MOTHER

Gilbert N. Adimora

Ansiedades de uma jovem mãe

Por Gilbert Adimora

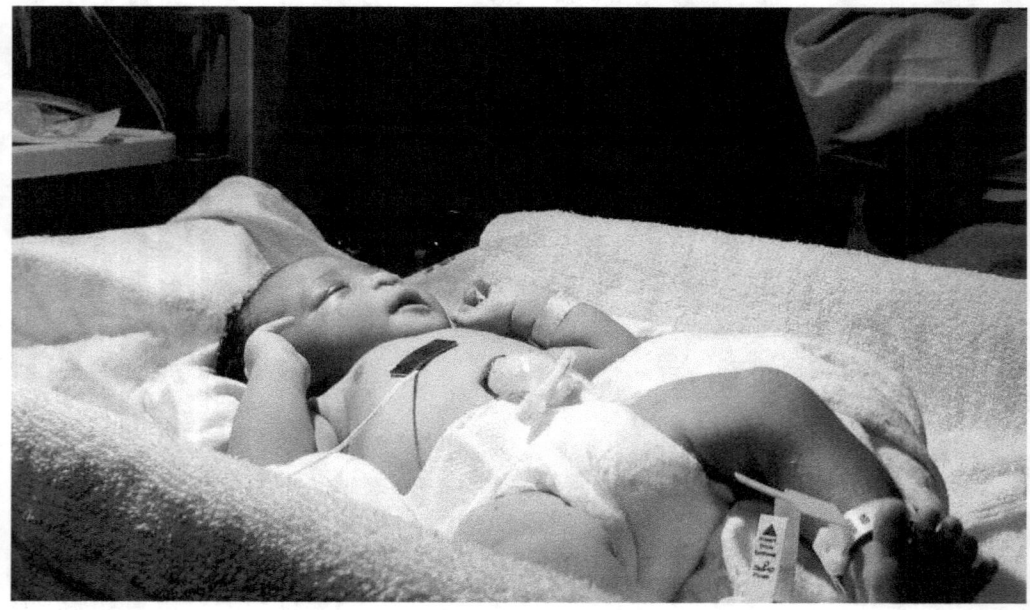

(CARACTERÍSTICAS VISTAS COM FREQUÊNCIA, NO PRIMEIRO ANO DE VIDA DO BEBÊ, QUE SEMPRE PREOCUPAM A MÃE)

O autor, Dr.Gilbert Adimora, é pediatra consultor no Hospital-Escola da Universidade da Nigéria em Enugu e professor acadêmico no departamento de Pediatria da faculdade de Medicina, Universidade da Nigéria em Nsukka, Nigéria.

E-mail: gilbertadimora@yahoo.com

Website: authorsden.com/gilbertadimora

Tel: 234-8033257771

Facebook: Gilbert Adimora

SUMÁRIO

1) O PRIMEIRO DIA DE VIDA
2) OBSERVAÇÕES SOBRE A RESPIRAÇÃO
3) FEBRE
4) OS OLHOS
5) VÔMITOS RECORRENTES
6) INICIANDO A ALIMENTAÇÃO
7) ICTERÍCIA
8) ANQUILOGLOSSIA (OU LÍNGUA PRESA)
9) INCHAÇO NA CABEÇA
10) FRAQUEZA DE MEMBRO
11) INCHAÇO DA CLAVÍCULA
12) COLORAÇÃO AZULADA DOS MEMBROS INFERIORES
13) ERUPÇÕES E DESCASCAMENTO DA PELE
14) COTO/GRANULOMA UMBILICAL
15) HÁBITO INTESTINAL
16) DIARRÉIA E FEZES ESVERDEADAS
17) INCHAÇO DOS SEIOS
18) PROBLEMAS DO SONO
19) CARREGANDO A CABEÇA
20) GRANDES MARCOS
21) BEBÊ TOSSINDO
22) DENTES NASCENDO E FEBRE
23) ALIMENTAÇÃO COMPLEMENTAR
24) IMUNIZAÇÃO
25) SECREÇÃO NOS OUVIDOS
26) CORRIMENTOS VAGINAIS
27) MALÁRIA
28) CONVULSÕES
29) CONSTIPAÇÕES
30) QUEIXAS ABDOMINAIS
31) CANDIDÍASE ORAL
32) MARCAS DE NASCIMENTO
33) CIRCUNCISÃO
34) SANGRAMENTO ANORMAL

PREFÁCIO

Este livro foi desenvolvido para os pais jovens ou de primeira viagem, àqueles que ainda não tiveram alguma experiência na arte da maternidade, para ajudar a aliviar algumas preocupações e ansiedades que vêm junto com o nascimento e os cuidados com um bebê recém-nascido até o primeiro ano de vida.

Apesar do título parecer focar nas mães, pais não estão isentos e também devem tomar conhecimento do conteúdo neste exposto, já que eles também estão envolvidos nas preocupações e nas noites em claro.

Os bebês devem ser desejados presentes de Deus e trazer muitas alegrias aos seus pais, mas muitas vezes a alegria é incompleta, devido às preocupações resultantes da falta de conhecimento, às crendices, mitos e crenças culturais imprecisas, fazendo com que jovens pais "corram de um lado para o outro" em busca de soluções.

É interessante ressaltar que o foco da maioria das preocupações deve acontecer por processos naturais, já que o recém-nascido está se ajustando à nova vida fora do útero da mãe. Em poucos casos há de fato problemas menores que podem ser resolvidos por um bom pediatra ou clínico-geral durante consulta, trazendo alívio e relaxamento ao ambiente do lar.

Entretanto, uma ida ao lugar errado ou um conselho de alguém não capacitado, pode não somente provocar algum dano permanente à criança, como também provocar o falecimento do bebê ou da criança, trazendo extrema tristeza à família.

O conteúdo deste livro está organizado de maneira a ajudar esses jovens pais a adquirirem conhecimentos necessários nos cuidados de seus bebês, a reduzirem a ansiedade e a aplicarem medidas apropriadas que irão promover um início de vida mais saudável. Este é o resultado de muitos anos de prática em saúde da criança, em redes hospitalares públicas e privadas. Ele irá tirar muitas dúvidas apresentadas por jovens mães nas consultas com pediatras, com outros médicos, com enfermeiros (as), outros profissionais da saúde e que muitas vezes são dúvidas a respeito de questões que os jovens pais não precisam se preocupar tanto e que são facilmente resolvidas pelas pessoas que sabem o que estão fazendo. Acredito que estas informações irão também reduzir as incidências de problemas de saúde (com mortalidade) entre essa faixa etária, quanto mais pais souberem o que fazer e aplicarem este conhecimento apropriadamente. As mães ficarão menos ansiosas também, ansiedade esta prejudicial, uma vez que muitas mães sofrem de pressão alta após o parto. Qualquer conhecimento ou intervenção que promova a redução da ansiedade nesse período da vida dos pais devem, por essa razão, ser muito bem-vindos.

1
TRANSIÇÃO DA GRAVIDEZ AO PARTO

O período entre a gravidez e o parto, geralmente é marcado por muita ansiedade, o que é compreensível por vários motivos: o trabalho de parto sempre foi visto como uma situação em que a grávida paira entre a vida e a morte. Entretanto, se nos lembrarmos que em cada situação na vida estamos em risco de morte, muitas mulheres podem ficar mais relaxadas e considerarem o trabalho de parto como um processo fisiológico normal, que deve ser experimentado antes que uma nova vida seja trazida a este mundo.

No útero -- a fonte de vida do bebê -- calorias, proteínas, fluido, oxigênio e algumas outras necessidades da vida são fornecidas pela mãe. O fornecimento se dá através do cordão umbilical, que anexa o bebê à placenta da mãe, no útero, através do umbigo. O umbigo tem uma rede de vasos (artérias e veias) que transportam esses nutrientes para o bebê e também se livra de produtos derivados do bebê na direção inversa ao sistema das mães. Estes produtos são, em seguida, excretados através de vários sistemas excretores das mães.

Ao final do parto, o sistema do bebê é separado do sistema da mãe e a partir desse momento o bebê irá aprender a viver uma vida independente. Muitas readaptações devem ser feitas para que isso aconteça e o fracasso em alguma dessas readaptações pode levar a alguns dos problemas enfrentados por bebês logo após o parto ou algum tempo depois.

A incapacidade do bebê de respirar (ou chorar) logo após o parto pode provocar uma falta de oxigenação no cérebro; uma condição conhecida como asfixia. A asfixia também pode afetar os rins, o coração e muitos outros órgãos do corpo. A duração da asfixia, na maioria dos casos, determina o resultado ou desfecho da mesma. Em alguns casos, danos permanentes podem acontecer, especialmente no cérebro, como resultado deste problema. Exemplo disso, muitas vezes, são aquelas pessoas que vemos nas ruas, com incapacidades físicas e mentais. Essa condição é conhecida como Paralisia Cerebral. O bebê afetado pode não conseguir sentar, engatinhar ou andar no tempo adequado, deixando os pais muito preocupados com o seu desenvolvimento. Muitos dos que sobrevivem se tornam deficientes mentais ou possuem o desenvolvimento mental mais lento. Essas pessoas, ao chegarem na idade escolar, normalmente precisarão de escolas e/ou cuidados especiais.

Não é preciso dizer que alguns destes bebês morrem durante o parto, em consequência dos problemas acima mencionados.

É importante ressaltar que a maneira mais eficaz de evitar esse problema é a prevenção. Durante a gravidez, as mães devem fazer os exames pré-natais para que qualquer problema que possa ocorrer durante o parto possa ser detectado em fase inicial e prevenido.

Grande parte das asfixias ocorridas na hora do parto acontecem por que o bebê é muito grande para passar pelo canal da vagina ou por que esse canal é muito estreito ou até mesmo impossível para a passagem de um bebê de tamanho comum durante o parto normal. Uma operação ou outra forma de intervenção médica é, consequentemente, necessária para que o bebê nasça com vida e saudável.

Infelizmente, algumas mães negam-se a permitir uma cirurgia por questões culturais. Outros motivos são que essas mães pensam que outras mães irão olhar para elas como pessoas fracas que não conseguiram ter um parto natural ou por que elas não querem ficar com uma cicatriz no abdômen. De qualquer maneira, é melhor ouvir os comentários das pessoas e ter um bebê saudável. Não vale a pena ter um bebê que sofreu danos irreparáveis e que não pode ir à escola, que passará por constrangimentos e que promoverá uma grande sobrecarga em sua família para sempre, em nome de um abdômen liso e sem cicatriz.

A vida das mães também sofre alto risco quando elas se recusam a se submeterem a uma cirurgia. Muitas mães morreram durante o parto, deixando seus preciosos bebês órfãos. A melhor opção é muito óbvia nessas situações.

Outra condição que pode dificultar o parto é a má posição do bebê no útero. Por exemplo, um bebê pode estar deitado atravessado (transversal) no útero, ao invés de estar com a cabeça na direção da pélvis como deve ser. Alguns bebês podem ter seus membros inferiores e nádegas na pélvis (culatra). Em alguns casos, a cabeça pode ser anormalmente grande, geralmente devido a infecções dentro do útero que afetam o cérebro, ou malformações, especialmente do cérebro durante o desenvolvimento no útero.

TODAS essas condições podem ser detectadas durante um pré-natal bem feito, especialmente com equipamentos recentemente introduzidos como o ultrassom e outros equipamentos que monitoram o bebê e a mãe antes e durante o trabalho de parto. Isso contribui muito na promoção de partos seguros e na promoção da saúde da mãe e do bebê.

É também importante mencionar que razões espirituais são alguns motivos pelos quais muitas mães recusam-se autorizar qualquer intervenção médica, como a cirurgia. Elas pensam que estão 'exercitando a fé' ao se submeterem ao parto normal e terem seus bebês como 'as mulheres hebraicas', algumas delas diriam(*Êxodos 1:19*). Eu acredito que não há nada mais longe da verdade. A fé é um modo de vida e não deve ser praticada somente quando queremos evitar uma situação ou quando há algum problema. Eu também acredito que o nosso Criador se importa muito com a saúde da mãe e do bebê após o parto. Ele nos deu o conhecimento, em prol da evolução de todos os campos da medicina que existem, para servir à humanidade. Certifique-se que Ele esteja apoiando sua ação de fé e que você sempre reconheça a sua voz antes de tomar sua decisão.

Tendo em vista que a malformação foi anteriormente mencionada neste livro, considero de suma importância aconselhar às mães que evitem a automedicação e o consumo de ervas e raízes durante a gravidez para evitarem efeitos adversos nos bebês. Alguns medicamentos são conhecidos por seus efeitos adversos em bebês recém-nascidos e tiveram sua distribuição proibida. Outros ainda estão em circulação por causa de sua grande eficácia em outras doenças e condições, mas não devem ser tomados durante a gravidez.

No caso das ervas e raízes, é aconselhável que estes sejam completamente evitados durante a gravidez, visando à segurança do bebê. Isto se dá simplesmente por que a maioria dessas ervas e raízes não foram testadas adequadamente para que se saiba, precisamente, os seus efeitos no bebê. Na minha prática pessoal já vi duas mães que admitiram tomar ervas para manter o bebê pequeno, para que o parto normal fosse mais fácil. Entretanto, ambos os bebês não sobreviveram, aparentemente, em decorrência do baixo peso e provavelmente também por causa de danos nos órgãos vitais, causados pelas ervas que as mães ingeriram durante a gravidez. Quando o bebê é muito pequeno, muitas vezes pode significar que alguns dos órgãos internos podem ser igualmente muito pequenos para exercerem suas devidas funções efetivamente.

As mães devem, também, se esforçarem para se alimentar bem durante a gravidez; ingerindo alimentos ricos em proteínas, ferro e vitaminas. Nossa comida local coticiana na Nigéria, geralmente contém carbodratos suficientes. As vitaminas podem ter um papel muito importante na formação de tecidos e órgãos do feto. Um levantamento recente, realizado nos Estados Unidos, indica que a incidência de espinha bífida (uma malformação da coluna vertebral e medula espinhal que pode prejudicar uma criança) pode ser reduzida por mais de 85%, se a mãe do bebê tomar quantidades adequadas de ácido fólico durante a gravidez.

O PRIMEIRO DIA DE VIDA

O primeiro dia de vida do bebê é cheio de ansiedade para a jovem mãe, principalmente para aquelas mães de primeira viagem ou aquelas que tiveram uma ou mais experiências ruins no passado.

A RESPIRAÇÃO

Dado que a respiração é um sinal vital óbvio, as jovens mães prestam muita atenção à respiração de seus bebês com certa frequência. Infelizmente, uma vez que o ritmo da respiração de um bebê recém-nascido é diferente do ritmo de um adulto, muitas mães se apressam em se consultar com o médico, apresentando reclamações acerca da respiração do bebê, geralmente afirmando que este não está respirando bem.

Um recém-nascido, muitas vezes tem a respiração acelerada e, com frequência, o bebê para de respirar por um tempo curto e então volta a respirar normalmente. O que não deve ser causa de preocupações. Esse comportamento dos bebês não indica que ele (a) não esteja bem. Esse ritmo diferente na respiração muda alguns dias após o nascimento.

Um medo comum que muitas mães têm é se o bebê foi aspirado adequadamente após o parto e que, se isto não foi feito corretamente, o bebê desenvolverá problemas respiratórios. Qualquer bebê, cujas vias aéreas não são devidamente limpas, pode não ser capaz de deixar a sala de parto, pois isso causaria irritação. As mães devem ter certeza de que, enquanto o bebê estiver respirando normalmente, as vias aéreas estão limpas. No entanto, qualquer respiração muito acelerada, especialmente quando associada com grunhidos, deve ser relatada ao médico. Ruídos durante a respiração do bebê também devem ser relatados ao médico.

3
ALIMENTAÇÃO INICIAL

Existem algumas crenças em que as pessoas acreditam que os bebês não devem ser alimentados com nada além de água nos primeiros dois dias de vida. Acredita-se que isto ajuda a limpar o estômago do bebê, preparando-o para a alimentação. Essa prática é muito perigosa, especialmente para bebês que passaram por partos longos e difíceis. O motivo para isso é que as calorias do corpo do bebê são queimadas durante o parto devido às contrações intermitentes do útero e também em consequência da demanda calórica normal do bebê. Quanto mais tempo essa prática durar, menos calorias o corpo do bebê irá estocar, dessa maneira, o bebê pode nascer com baixa caloria ou com baixa glicose no sangue. No entanto, deixar o bebê com fome, alimentando-o apenas com água, pode promover uma hipoglicemia. Em consequência disso, desmaios (e convulsões) podem ocorrer e, se estes não forem controlados imediatamente, podem haver danos irreparáveis no cérebro.

Se a mãe não estiver estável ou apta a amamentar após o parto, o bebê pode ser introduzido à alimentação com fórmulas prescritas pelo médico, até que a mãe esteja preparada. Amamentação exclusiva, exceto em casos especiais, é prioridade em alimentação.

Os bebês devem ser trazidos à mãe, para amamentação, dentro de até 30 minutos após o parto, se ambos estiverem estáveis. Ao contrário da crença de algumas culturas, o primeiro fluxo de leite materno NÃO é prejudicial ao bebê; ele é, na verdade, muito benéfico para o recém-nascido, como veremos numa discussão adiante neste livro.

4
PRIMEIRAS FEZES

A maioria dos bebês evacua pela primeira vez nas primeiras 48 horas após o nascimento, alguns podem atrasar um pouco, geralmente até 4 dias e esse atraso não deve ser motivo para maiores preocupações. As primeiras fezes (mecônio) são geralmente escuras, esverdeadas e algumas vezes viscosas. Essas fezes, mais uma vez, não são motivos para preocupações. Entretanto, se o bebê não evacuar pela primeira vez depois de 3 ou 4 dias e o abdômen estiver distendido, o médico deverá ser consultado.

O médico também deverá ser consultado se as fezes estiverem aguadas dentro das primeiras 24 horas a partir do nascimento e, em particular, se o bebê evacuar dessa maneira por várias vezes em um só dia.

URINA

Algumas mães notaram que seus bebês não urinaram nas primeiras 24 horas de vida, pois as fraldas não estavam molhadas. A preocupação é justa, mas aqui se encontram algumas razões para isso. O bebê pode não ter sido alimentado desde o nascimento e, em consequência disso, não há fluidos para eliminar. Isso significa que, nesse momento, o bebê pode estar desnutrido. É necessário apenas que o bebê seja alimentado adequadamente para que haja melhora. A maioria dos bebês vai urinar dentro de duas horas após a alimentação. Se mesmo após ser bem alimentado, o bebê não urinar dentro de duas horas, o médico deverá ser consultado.

Urina de cor, geralmente de coloração amarelada, pode ocorrer alguns dias após o nascimento. Essa coloração não deve ser motivo de ansiedade entretanto, se a urina tiver odor ou sangue, investigações adequadas precisam ser realizadas e, se necessário, o tratamento deverá ser iniciado.

Um bebê que chora cada vez que urina também precisa ser consultado pelo médico para investigação. Atenção, note que isso não é o mesmo que um bebê que chora por que as fraldas estão molhadas. Neste caso, o choro é devido ao desconforto das fra das molhadas e é normal.

5
OS OLHOS DO RECÉM-NASCIDO

Um bebê normal pode não abrir os olhos tanto quanto a mãe gostaria e parecer estar dormindo o tempo todo. Isso é normal, mas se observarmos bem, veremos que o bebê, na verdade, abre os olhos várias vezes em intervalos. A maioria dos recém-nascidos dorme muito e acorda apenas quando está com fome. Muitas mães se preocupam com isso, com o fato dos bebês dormirem tanto e acordarem apenas em curtos intervalos para se alimentarem. Mas isso não deve ser motivo para preocupações, pois é normal.

Secreção nos olhos também é relativamente comum nos bebês recém-nascidos, mas discutiremos este assunto mais adiante.

Algumas mães podem notar uma mancha vermelha na parte branca dos olhos e se preocuparem a ponto de levar seus bebês para uma consulta com o médico. Na grande maioria das vezes, essa mancha vermelha é um pequeno sangramento sob a parte branca dos olhos (conjuntiva). Esse sangramento é causado pela pressão sobre os olhos, ocorrida enquanto o bebê passava pelo canal vaginal durante o nascimento. Nenhum tratamento é necessário. A mancha desaparece normalmente após alguns dias.

FEBRE NO RECÉM-NASCIDO

A febre pode ocorrer em bebês recém-nascidos e deve ser levada a sério, pois se for, uma intervenção médica se fará necessária. Essa intervenção, realizada precocemente, poderá aliviar o estresse sofrido pelos pais e o sofrimento desnecessário do bebê. A febre pode ser de diferentes tipos.

FEBRE POR DESIDRATAÇÃO

Bebês recém-nascidos podem desenvolver febre se não forem alimentados logo após o nascimento. Essa febre é geralmente chamada de febre por desidratação, visto que é uma resposta do cérebro ao pouco volume de fluido na circulação. Esse é um fato comum nos dois primeiros dias de vida. A solução para isso é alimentar o bebê com o leite materno, se este já estiver fluindo normalmente, ou com fórmula prescrita pelo médico. Medicamentos não são necessários, tendo em vista que a febre cessa quando o bebê é alimentado. Algumas pessoas oferecem somente água ao bebê, mas a alimentação apropriada deve ser administrada, de preferência, para um melhor fornecimento de calorias e volume de fluidos necessários.

TEMPERATURA ALTA NO AMBIENTE.

Muitas vezes, quando a temperatura ambiente está alta, os bebês podem ter febre devido à imaturidade da área do cérebro responsável pelo controle da temperatura corporal. Isso é mais comum em bebês prematuros, mas pode também ocorrer com qualquer bebê recém-nascido. A febre é geralmente observada nas horas mais quentes do dia, normalmente entre 10 e 16 horas.
Retirar o excesso de roupas faz, geralmente, com que a febre baixe. Infelizmente, muitas mães pensam que os bebês devem estar com muitas roupas todo o tempo, não importa a temperatura do ambiente. Muitas pessoas dizem que a razão para isso é que o bebê pode desenvolver "gripe no peito" (pneumonia), se não estiver vestido com roupas "suficientes". Isso, definitivamente, não é o caso. A mãe deve ter bom senso e determinar, conforme o clima, se o bebê precisa estar vestido para o frio, para o calor ou até mesmo só de fraldas.

FEBRE INFECCIOSA

Se todas as situações descritas forem descartadas, um médico deverá ser consultado. A visita ao consultório médico deve acontecer o mais breve possível para que uma intervenção precoce seja feita e que um provável tratamento possa ter um bom resultado. As causas de infecções em bebês são muitas e a administração de medicamentos por conta própria não é indicada, pois a condição do bebê pode piorar rapidamente. No passado, os bebês recém-nascidos dificilmente adquiriam malária, por causa da imunidade adquirida pelas mães. Infelizmente, devido a mudanças no parasita da malária, isso não acontece mais. Hoje em dia vemos muitos bebês com malária e alguns deles com febre muito altas.

Infecções bacterianas também podem elevar a temperatura corporal em bebês recém-nascidos. Visto que essas infecções ocorrem enquanto o bebê está no útero materno, as mesmas podem ter se estabilizado e avançado somente após o parto. Os pais são aconselhados, então, a não demorarem na procura por atendimento médico.

FEBRE POR IMUNIZAÇÃO

Alguns bebês podem desenvolver febre após as primeiras vacinas, ou seja, a BCG e a vacina oral da poliomielite. A causa da febre é geralmente óbvia, pois é comum que haja febre logo após a imunização. É ainda mais comum que haja febre após as vacinas tríplice bacteriana (difteria, coqueluche e tétano). Os analgésicos, como o paracetamol, são, geralmente, eficazes no alívio das dores e febres que duram em torno de dois dias. Entretanto, se a febre for alta e persistente, o médico deverá ser consultado para que a causa possa ser investigada e a febre tratada adequadamente.

OS OLHOS

Os olhos dos recém-nascidos podem, por vários motivos, ser a causa de tantas preocupações por parte das mães. Na maior parte do tempo, o bebê recém-nascido se mantém com os olhos fechados, mas quando estes são abertos, podemos observar algumas coisas que podem trazer preocupações à mãe.

OLHOS AVERMELHADOS (HEMORRAGIA SUBCONJUNTIVAL)

Em alguns bebês, nota-se uma mancha avermelhada na conjuntiva (o branco dos olhos), como se algum objeto tivesse machucado o olho. Naturalmente, isso causa preocupação nas mães. Essa mancha é causada pela pressão sobre os olhos, ocorrida enquanto o bebê passava pelo canal vaginal durante o nascimento. A pressão causa a ruptura de pequenos vasos nas áreas onde a pressão foi maior, mas normalmente o sangramento é mínimo. Este quadro não requer tratamento, visto que o sangramento da área afetada desaparece em poucos dias.
Entretanto, se os olhos estiverem vermelhos de maneira uniforme e com provável secreção de cor, o médico deverá ser consultado.

SECREÇÃO NOS OLHOS

Alguns dias após o parto, alguns bebês apresentam secreções que podem ser amareladas, esbranquiçadas ou aquosas e muitas vezes podem fazer com que as pálpebras amanheçam grudadas. A maioria das secreções nos olhos dos bebês é causada por organismos infecciosos, que entram em contato com o bebê pelo canal vaginal durante o parto. Essas infecções devem ser devidamente tratadas e é indicado que a mãe receba tratamento para evitar que a infecção atinja outros bebês que ela possa vir a ter no futuro. Dependendo do organismo que está causando a infecção nos olhos, as secreções podem ser tratadas com facilidade.
Algumas mães são aconselhadas a passarem o próprio leite materno nos olhos dos filhos, como se o leite fosse um medicamento em gotas. Mas essa atitude não ajuda no tratamento e na realidade pode ameaçar a saúde do bebê, piorando a infecção. O leite materno é naturalmente esterilizado, mas, por vezes, pode estar contaminado e infeccionar os olhos do bebê. Além disso, é um bom meio para o crescimento de organismos infecciosos que podem prejudicar os olhos.

Ervas e outros medicamentos não são recomendados como tratamento das secreções nos olhos dos bebês, especialmente hoje em dia, com tantos medicamentos eficazes disponíveis. O médico deverá ser consultado o mais breve possível.

OLHOS AMARELADOS (ICTERÍCIA)

A causa mais comum de olhos amarelados é a icterícia e esta será discutida em um capítulo posterior.

ESTRABISMO

O estrabismo consiste no desalinhamento dos olhos, ou seja, os olhos não apontam para a mesma direção quando focam em algum objeto, por exemplo. Isto não deve ser motivo de preocupação. A criança deverá ser encaminhada a um oftalmologista quando estiver um pouco mais velha.

QUEDA DA PÁLPEBRA (PTOSE)

Eu presenciei algumas mães muito preocupadas com essa característica rara das pálpebras superiores. Normalmente, a ptose afeta apenas uma pálpebra e esta sofre uma queda, ficando mais baixa do que a outra. Em geral, a ptose em bebês é de origem congênita e um ou mais parentes do bebê possuem este quadro. Na maioria dos casos, nada pode ser feito para corrigir o problema. É importante ressaltar que a ptose não afeta a visão da criança. A criança pode ver normalmente. O único comprometimento é estético. Um oftalmologista deverá ser consultado para que exames específicos sejam realizados a fim de confirmarem se há outros problemas envolvidos.

8

VÔMITOS RECORRENTES

Esta é uma situação que pode ser bastante assustadora e estressante para as mães. Um bebê recém-nascido começa a vomitar várias vezes logo após o nascimento e isso parece ocorrer a cada mamada. Se nenhum tratamento for iniciado, o bebê ficará progressivamente mais fraco por causa da energia gasta enquanto vomitava e a fraqueza é agravada pela pobre alimentação que resulta em baixas calorias disponíveis para o metabolismo do bebê.

Uma das causas mais comuns desta condição é a irritação das paredes do estômago pelo líquido amniótico engolido pelo bebê durante o parto. Se não tratada, isto pode persistir por vários dias e em alguns casos podem ser aplicados remédios desnecessariamente agressivos e potencialmente prejudiciais. Os bebês afetados por esta condição devem receber tratamento hospitalar para que a lavagem estomacal seja feita. Após o tratamento, o bebê passa a se sentir melhor e consegue se alimentar normalmente.

Em alguns casos, outras causas e condições de fácil tratamento podem ser responsáveis pelos vômitos recorrentes. A intervenção médica é indispensável nestes casos.

INICIANDO A ALIMENTAÇÃO

A maioria dos bebês está preparada para a amamentação dentro de 1 hora após o nascimento. Isto é, supondo que a mãe esteja bem e estável. De preferência, o recém-nascido deve ser colocado nos seios da mãe logo após o nascimento. Há algumas vantagens nisso. O vínculo entre mãe e bebê se fortalece. Além disso, quanto mais cedo o bebê começar a sugar, mais cedo o leite materno começará a fluir.

O parto é um evento estressante para o bebê e isso pode fazer com que ele nasça com o nível de glicose baixo. Mas isso se resolve facilmente se o bebê for alimentado assim que possível, logo após o nascimento.

Existe uma crença comum que diz que o bebê só deve se alimentar de água por pelo menos dois dias após o nascimento. Muitas pessoas pensam que isso deve ser feito para que a mãe descarte o primeiro fluxo de leite, que, segundo essa crença, não faria bem para o bebê e para que o bebê tenha tempo para se preparar para a alimentação com o leite materno. Acreditam que se o bebê não se preparar, sofrerá de dores abdominais. Todas essas crenças estão erradas. O estômago do bebê, mesmo dos prematuros, é bem preparado para receber o leite e digeri-lo.

A crença antiga de que o primeiro fluxo de leite materno não é apropriado e não é seguro para o consumo do bebê é completamente errada. Na verdade, há vantagens em garantir que o bebê receba o leite, se possível, o primeiro fluxo completo. O colostro, uma forma de leite de baixo volume, secretado nos primeiros dias de amamentação, contém uma vasta quantidade de imunoglobulina que protege o bebê de organismos infecciosos. Além disso, contém mais calorias e proteínas do que o leite que vem depois.

Algumas vezes, o fluxo de leite materno vem um pouco mais tarde e isso pode trazer preocupações aos pais. É provável que a causa do atraso do leite materno seja psicológica. Muitas mães sofrem de estresse e ansiedade durante a gravidez e durante o parto, principalmente quando se trata da primeira gravidez. Se a mãe não estiver tranquila, ela pode não produzir leite materno no tempo e quantidade adequados.

Em alguns casos, o médico pode prescrever fórmulas para que o bebê seja alimentado, enquanto o leite materno ainda não é produzido adequadamente. Quando isso acontece, é recomendado que a mãe coloque o bebê sobre os seios, antes de alimentá-lo com a fórmula, para que ele sugue, estimulando, assim, a produção de leite.

Se a produção de leite não for estabilizada em até 48 horas após o parto e o bebê não estiver sendo alimentado corretamente, o médico deverá ser consultado.

O bebê que estiver recebendo, exclusivamente, leite materno, não precisa de água, pois o leite contém a quantidade de água necessária para sua necessidade.

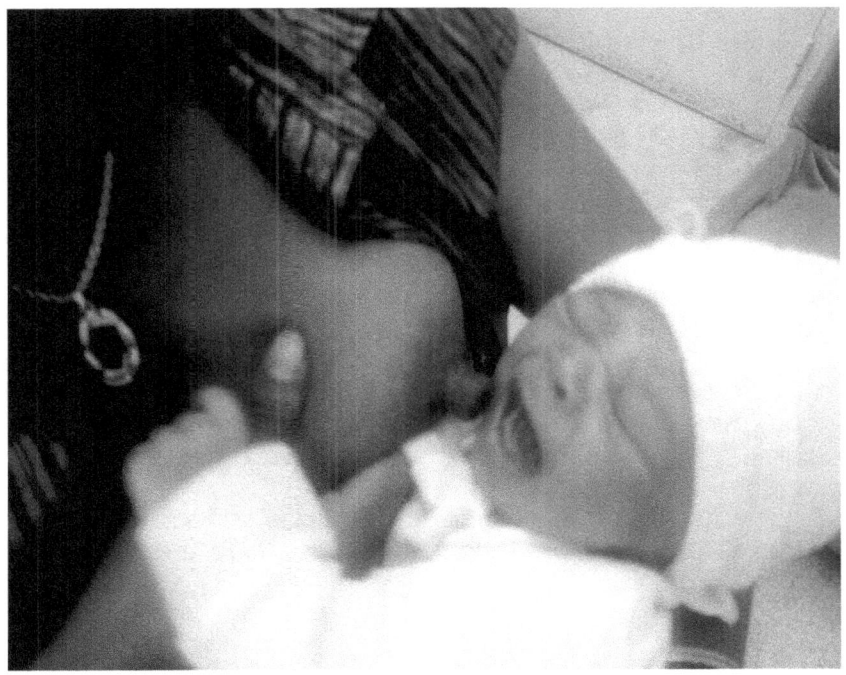

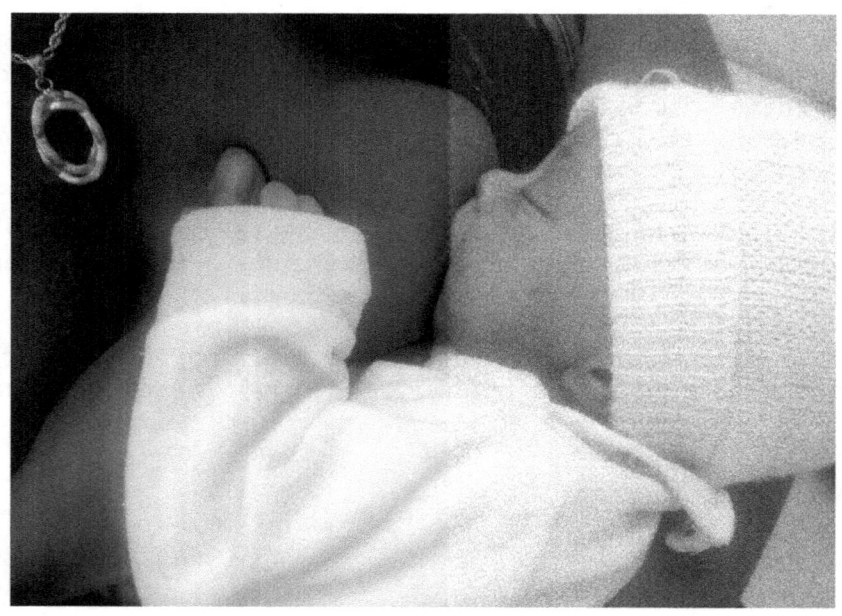

10

ANQUILOGLOSSIA (OU LÍNGUA PRESA)

É comum que algumas mães peçam na visita ao médico, que ele corte a base da língua que está presa à parte de baixo da boca, parte de dentro da mandíbula, pois segundo elas, o bebê não conseguirá desenvolver a fala corretamente quando crescer. Geralmente, nas aldeias, costuma-se cortar o frênulo da língua com uma navalha afiada para libertar a língua da base da boca, para que o bebê possa falar.

Embora a língua presa possa acontecer, trata-se de uma condição rara e o corte faz com que o bebê tenha dificuldade em sugar o seio materno, pois é com o auxílio da língua que o bebê consegue sugar firme e engolir o leite adequadamente.

A maioria dos casos, em que as mães pedem que se faça esse corte, é de bebês saudáveis que se alimentam bem desde o nascimento e não apresentam língua presa.

Deve-se notar que, muitas vezes, quando a criança não consegue falar, ela não consegue também ouvir. A fala é conquistada através da imitação que o bebê faz do que ele ouve ao seu redor.
Um segundo motivo seria que a parte do cérebro que controla a fala possa ter sido danificada mais cedo por condições como meningite e icterícia.

Não é necessário fazer um corte no frênulo. Isto causa desconforto desnecessário ao bebê e é uma porta aberta a infecções, como o tétano.
As mães devem procurar ajuda médica se acaso perceberem que há um problema real na língua do bebê.

ICTERÍCIA

Icterícia é uma coloração amarelada na pele e na esclera (o branco dos olhos), que ocorre como sintomas de algumas doenças. Pode ocorrer em qualquer idade e normalmente está relacionada a doenças do fígado. Entretanto, neste livro, iremos discutir apenas a icterícia em recém-nascidos.

A icterícia surge em um grande número de bebês dentro da primeira semana de vida. É, geralmente, resultado da acumulação dos produtos liberados com a destruição das células sanguíneas na circulação do bebê.

Em condições normais, as células humanas de sangue são destruídas e reproduzidas a cada três meses. Em outras palavras, a vida de um glóbulo vermelho é de cerca de 120 dias. O produto desta avaria da célula de sangue chama-se bilirrubina e tem uma cor amarelada. O fígado excreta este produto para o intestino e ele é eliminado nas fezes, portanto, normalmente a pessoa saudável não tem icterícia.

O fígado do recém-nascido é imaturo e sua capacidade de conjugação e excreção da bilirrubina é limitada. Assim, esta acumula-se no corpo dando à pele um tom amarelado. Mas este não é o problema maior; quando a bilirrubina alcança níveis muito altos, lesões no sistema nervoso central podem ocorrer. Alguns bebês foram a óbito, enquanto outros tiveram o cérebro lesionado de forma permanente. Esses bebês tiveram deficiências que a medicina não pôde reverter ou curar.

Outras causas da icterícia incluem infecções, algumas anormalidades do sangue -- especialmente nos meninos -- uso de algumas drogas, uso de bolas de cânfora no estoque de roupas da mãe e do bebê e a combinação de alguns tipos sanguíneos.

Algumas pessoas com deficiência mental, como as pessoas que mendigam nas ruas e crianças deficientes nas escolas especiais, foram bebês que tiveram icterícia em altos níveis no início da vida. Isso significa que a icterícia deve ser levada a sério e tratada até que seja curada.

Bebês com icterícia podem ser tratados com exposição à luz específica para tratamento se o amarelado da pele ainda for suave. Este tratamento é chamado *fototerapia* e é realizado em muitos hospitais.

Muitos bebês são expostos ao sol da manhã como forma de tratamento. Este procedimento NÃO é aconselhável e pode comprometer a vida da criança. Uma criança submetida à fototerapia precisa permanecer sob a luz 24 horas por dia, exceto enquanto se alimenta. Portanto, esse objetivo não é alcançado com o uso da luz solar.

Os bebês que forem diagnosticados com uma forma severa de icterícia podem precisar de transfusão de sangue. Este processo reduz os níveis de bilirrubina no sangue e, por consequência, o risco de lesão cerebral.

A maioria dos bebês se recupera bem, se o tratamento for iniciado o mais cedo possível. As mães são aconselhadas a levarem seus bebês ao pediatra assim que for notada uma possível icterícia. Desta maneira, são realizadas investigações de possíveis causas da icterícia e o tratamento adequado pode ser iniciado assim que possível.

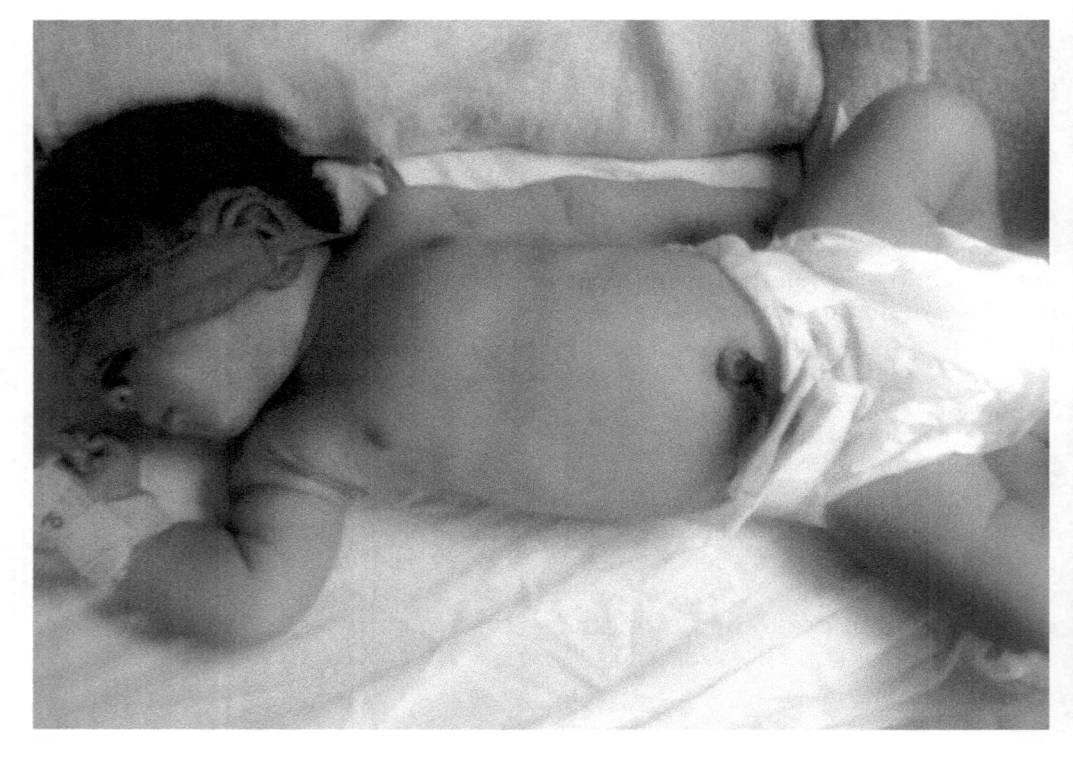

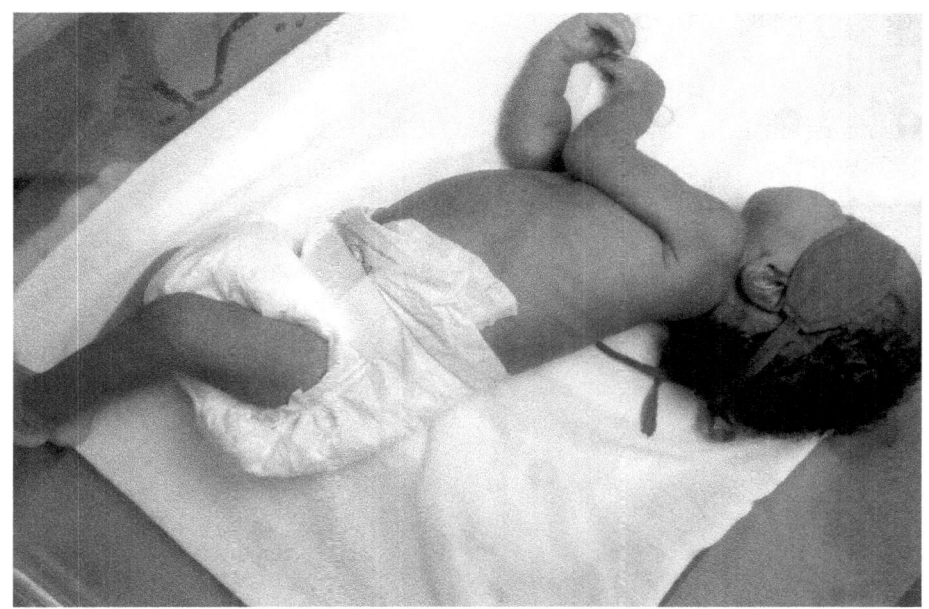

12

INCHAÇO NA CABEÇA
(CAPUT SUCCADANAEUM)

Em muitas ocasiões, as mães se preocupam com um inchaço na cabeça do bebê, o qual é percebido loço após o parto. Esse inchaço ocorre, geralmente, nas partes de trás e laterais da cabeça.

Existem dois tipos de inchaço na cabeça: um é causado pela pressão que ocorre naquela área da cabeça durante o parto normal; o outro, ocorre quando o parto é feito com o auxílio de algum instrumento, como o fórceps ou o vácuo-extrator. O inchaço decorrente do uso de instrumentos se caracteriza pelo acúmulo de sangue sob o tecido do couro cabeludo.

Em ambos os casos não há nada que possa ser feito; o inchaço regride com o tempo até desaparecer.

Algumas pessoas usam água quente para tratar o inchaço ou, em alguns casos, fazem uma drenagem do sangue acumulado. Isso não é necessário e pode provocar uma infecção na área afetada. Assim sendo, esse método de tratamento pode trazer sérios riscos à saúde do bebê, causando mais mal do que bem.

13

FRAQUEZA DO MEMBRO SUPERIOR
(PARALISIA ERB E PARALISIA KLUMPKE)

Alguns bebês passam por momentos difíceis durante o parto, normalmente por conta de seu tamanho e peso (bebês com 4 kg ou mais). Durante o parto normal, o bebê tem um ou ambos os ombros puxados com frequência e isso pode lesionar os nervos que auxiliam os músculos dos membros superiores, deixando um dos membros flácido e não tão ativo quanto o outro.

A melhor maneira de prevenir essa condição é a cirurgia cesariana, caso o bebê apresente grande peso ainda no útero.
Entretanto, se uma lesão nos ombros acontecer, não há nada que possa ser feito no braço afetado. É preciso o repouso do membro por pelo menos 2 a 3 semanas e então, após o período de repouso, um tratamento com fisioterapia. Não é aconselhável tentar massagear o membro afetado ou aplicar água morna. Isso pode piorar a lesão e prejudicar o uso do membro afetado no futuro.

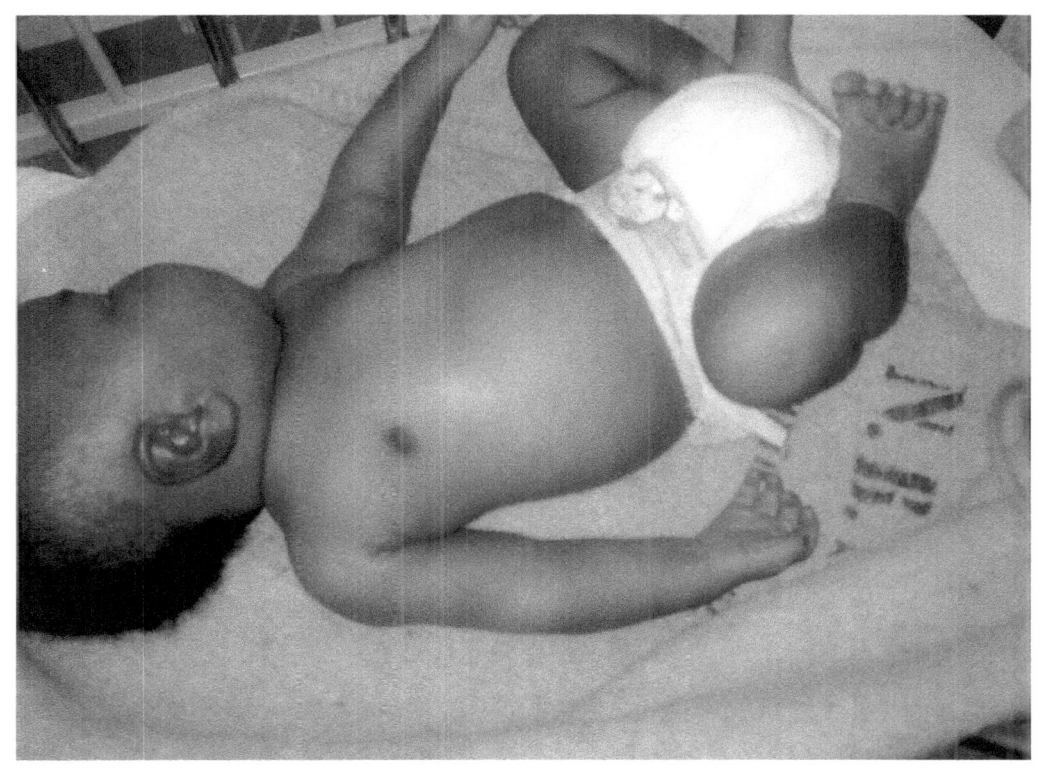

14

FRATURA DA CLAVÍCULA

Algumas vezes, durante um parto difícil, a pressão sobre os ombros do bebê pode provocar a fratura da clavícula. No estágio inicial, essa fratura não é aparente, mas após alguns dias ou duas semanas um inchaço aparece no meio da clavícula. Esse inchaço pode ser indolor nesse estágio.

Muitas mães se preocupam com esse inchaço e geralmente é motivo para que elas levem seus filhos ao hospital. Contudo, nada pode ser feito e o inchaço desaparece após algum tempo. Na verdade, o inchaço (um calo) é um sinal de que o osso já está se recuperando e não há a necessidade de intervenções. Não há a necessidade de massagear ou tratar com água quente e cremes.

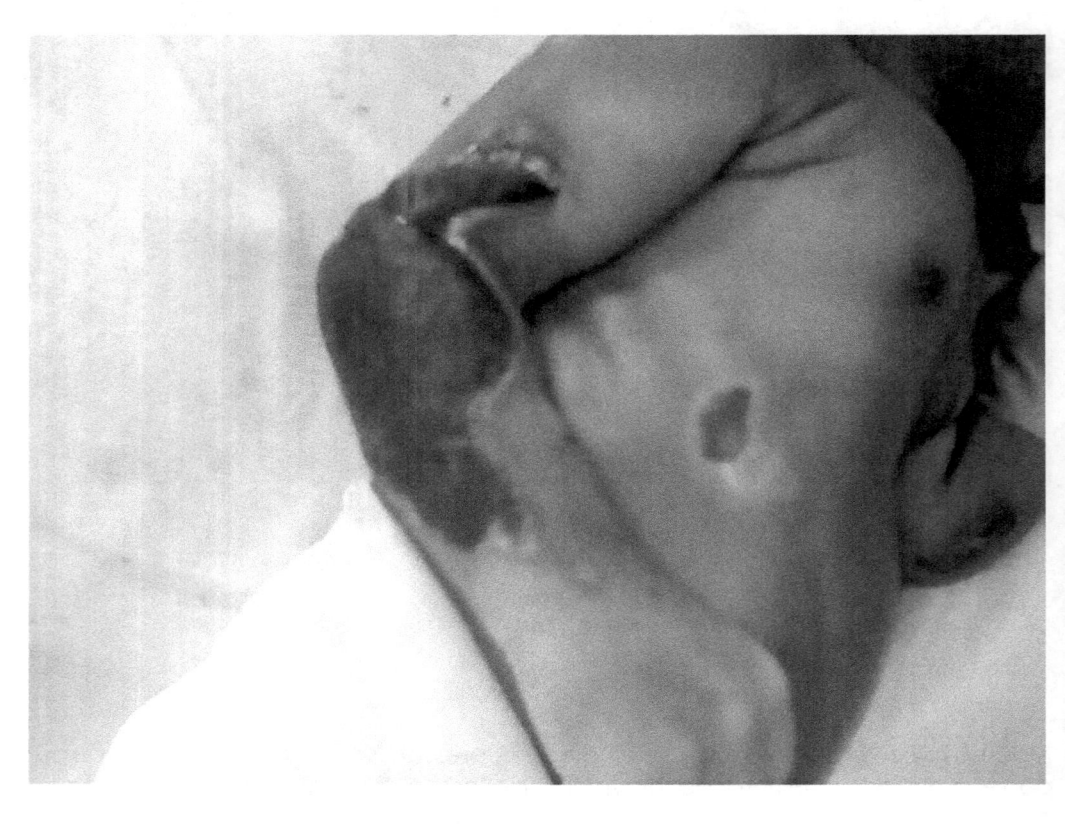

15

PARTO PÉLVICO E
COLORAÇÃO AZULADA DOS MEMBROS INFERIORES

Nem todos os bebês nascem pela cabeça, como na maioria dos partos normais. Em alguns casos, eles nascem pelos quadris. Esse tipo de parto é mais comum em parto de gêmeos, por causa da posição em que eles se encontram no útero materno. Um dos gêmeos nasce, primeiramente, pela cabeça e o outro, pelos quadris ou glúteos.

Não há nada de errado nos partos em que o bebê nasce pelos quadris. Eles se desenvolverão normalmente após o parto. Isso também não é um tabu nem algo ruim.
O bebê pode nascer com os membros inferiores apresentando uma coloração azulada, por causa de pressão exercida sobre os membros na hora do parto. O azulado desaparece dentro de alguns dias após o parto. Quando a coloração azulada desaparece, os membros voltam a ter sua cor normal e não deve ser motivo de ansiedade para a família.

16

ERUPÇÕES E DESCASCAMENTO DA PELE

Quando alguns bebês permanecem por um período mais longo no útero (pós-termo), é possível notar unhas maiores, cabelos grossos e pele áspera. A pele pode descascar em algumas áreas. Isso não é motivo para preocupações e essas características voltam ao normal dentro de alguns dias após o parto.

Muitos recém-nascidos desenvolvem diferentes tipos de erupções na pele no início da vida. As mais comuns são as erupções causadas pelo calor, geralmente observadas na região da nuca e tronco do bebê. As mães são muitas vezes superprotetoras e cobrem seus bebês da "friagem" mesmo em dias de sol quente. Isso faz com que eles desenvolvam essas erupções, o que pode também proporcionar o aparecimento de infecções bacterianas na pele. Os bebês devem ser vestidos com pouca roupa ou permanecerem só de fraldas em dias muito quentes. Se a mãe estiver sentindo calor, isso significa que provavelmente o bebê também está e não precisa ser coberto.

As erupções são comuns também na região pélvica, como uma reação às fraldas ou como consequência do tempo prolongado com fraldas molhadas. A urina causa erupções quando estiver em contato com a pele por muito tempo. A cada troca de fraldas, a vaselina pode ser aplicada no local para proteger a pele e evitar novas erupções.

Em alguns casos, as erupções podem apresentar uma ponta branca ou apresentarem coloração marrom-clara contendo líquido. Isso indica que a erupção já está infectada e que um tratamento médico é necessário, antes que a infecção se espalhe. A mãe deverá consultar o médico para o tratamento adequado. As erupções não tratadas adequadamente podem levar a infecções generalizadas com risco à vida.

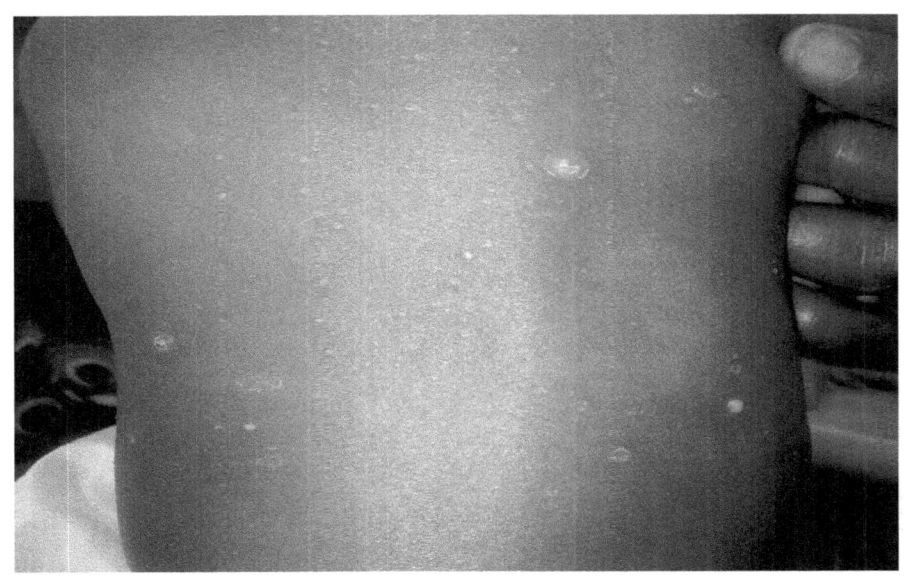

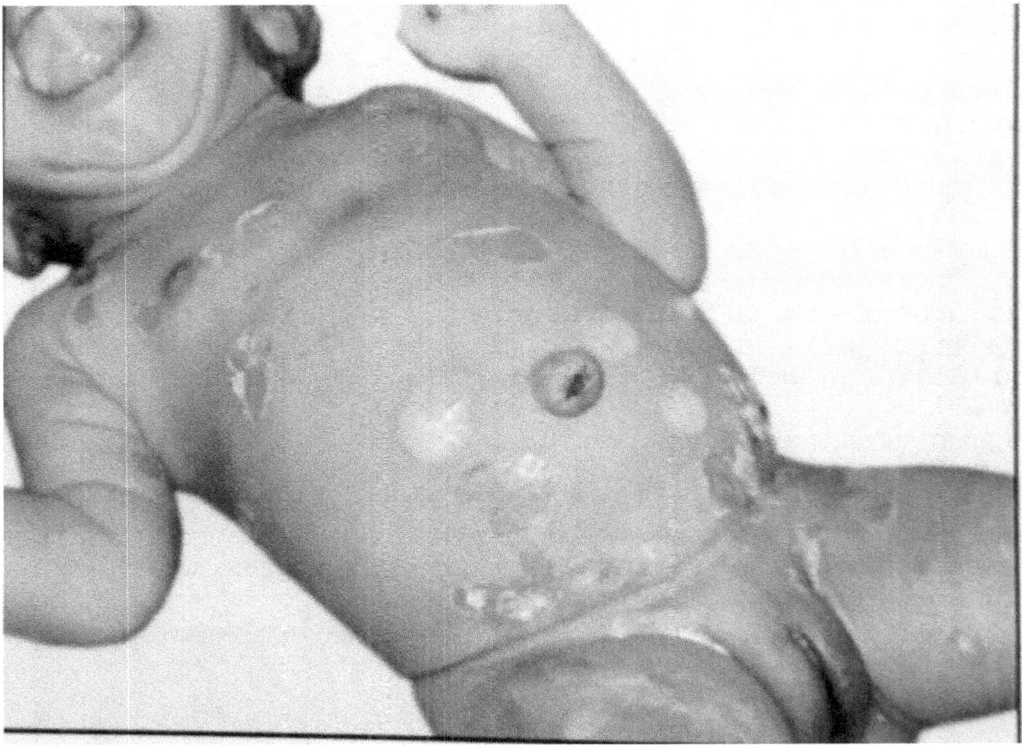

O COTO UMBILICAL

O umbigo é o remanescente do coto umbilical que ligava o bebê à mãe no útero. Era a fonte de nutrição para o bebê no útero, através da mãe. Além de nutrição, oxigênio e proteínas, muitos outros fatores que conferem imunidade são transferidos para o bebê no útero.

No nascimento, o umbigo é cortado e fixado e é necessário que o coto umbilical seja tratado corretamente para que ele não se torne uma via de infecção para o bebê. Várias infecções fatais, incluindo o tétano, podem ser contraídas dessa forma.
 Ainda no hospital, o tronco é segurado com uma pinça estéril, que é deixada no local até que o umbigo caia. Quando pinças não estão disponíveis, uma lâmina pode ser usada para cortar o umbigo, enquanto a outra ponta é firmemente amarrada com um novo fio esterilizado.

O coto umbilical deve ser higienizado várias vezes por dia (pelo menos 5 vezes) com álcool 70% e gaze esterilizada ou algodão. Após a limpeza, deve-se deixar que o coto umbilical seque e não é necessário cobri-lo. Cremes e pomadas não devem ser usados, mesmo que sejam antibacterianos ou antibióticos.

Muitas mães se preocupam quando o coto umbilical demora um pouco para cair. É normal que esse caia dentro da primeira semana após o nascimento, mas, muitas vezes, pode passar desse tempo e, eventualmente, cair. Eu costumo perguntar para as mães mais ansiosas se elas já viram algum adulto por aí com seus cotos umbilicais e essa pergunta geralmente traz alívio.

Algumas vezes, mesmo que o coto já tenha caído, a superfície do umbigo ainda não cicatrizou. Nesse caso, observa-se no umbigo uma lesão saliente, esbranquiçada, carnuda e com aspecto molhado. Isso é chamado de *granuloma umbilical* e pode permanecer por algumas semanas, causando ansiedade nos pais. Essa área pode ser tratada quimicamente com nitrato de prata, o que deve ser feito por um médico.

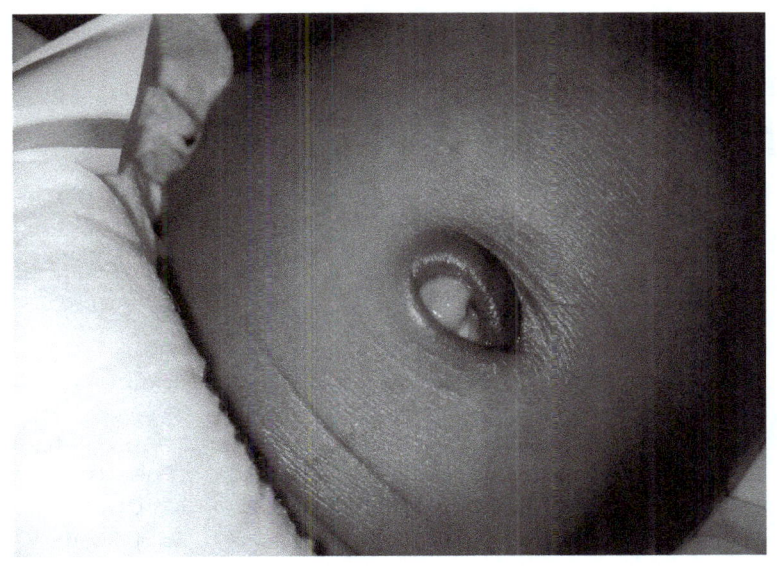

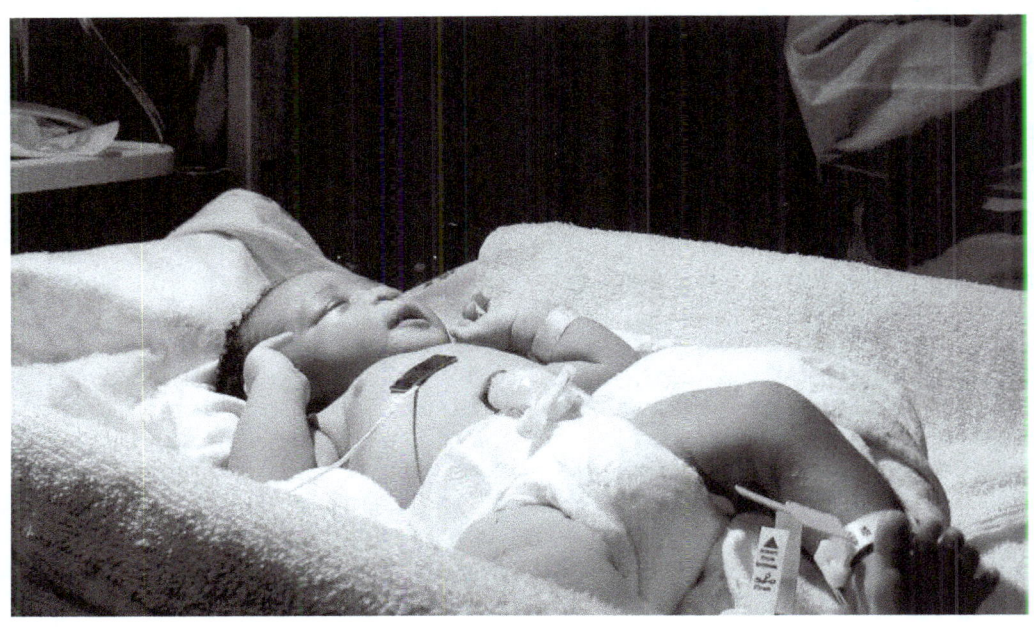

BEBÊ RECÉM-NASCIDO COM COTO UMBILICAL FRESCO -- OBSERVE A PINÇA USADA PARA FIXAR O COTO.

18

HÁBITO INTESTINAL, CONSTIPAÇÃO E DIARRÉIA

As primeiras fezes de um bebê recém-nascido são geralmente verde-escuras e são chamadas de mecônio. O tempo para que as primeiras fezes ocorram varia e pode ser de logo após o nascimento a 4 ou 5 dias após o nascimento. Se o bebê não evacuar nesse tempo, o médico deverá ser consultado e essa condição deve ser levada a sério. Principalmente se for acompanhada de distensão abdominal.

As fezes normais de um bebê são normalmente de cor amarelada e pastosa. Os hábitos intestinais do bebê podem variar. Alguns bebês evacuam de 3 a 4 vezes por dia, enquanto outros, especialmente os alimentados exclusivamente com leite materno, podem evacuar apenas uma vez a cada 4 dias. Isso não é necessariamente uma constipação. O fato é que o leite materno é absorvido quase totalmente pelo sistema do bebê, deixando muito pouco para ser excretado em forma de fezes. As mães não devem se preocupar com isso.

A constipação normalmente acontece quando o bebê está sob alimentação com fórmulas ou cereais. As fezes, nesse caso, são duras e difíceis de serem eliminadas, fazendo com que o bebê chore por ter se esforçado muito. Para evitar isso, é aconselhável que o bebê beba água após ser alimentado. Se isso não aliviar os sintomas de constipação, pode-se oferecer suco de frutas frescas diluídas para amaciar as fezes.

Diarreia, ou sangue nas fezes, é algo que deve ser levado a sério e exige atenção e intervenção médica. A diarreia ocorre quando as fezes do bebê passam a ser muito aguadas e frequentes. É permitido que se administre soluções de reidratação oral (o soro caseiro), se as mães souberem preparar adequadamente, mesmo antes de o bebê ser levado ao médico. Os sais em sachês, para reidratação oral, podem ser administrados no início da diarreia.

19

AUMENTO DOS MAMILOS
(MASTITE NEONATAL)

Os mamilos de alguns bebês podem apresentar aumento de tamanho por algumas semanas ou até mesmo dias após o nascimento. Estes mamilos têm a mesma aparência dos seios de meninas na fase da puberdade. Esses, segundo as crenças populares, contêm leite e pus e devem ser espremidos e jogados fora. Em alguns casos, as pessoas aplicam compressas de água quente que causam queimaduras. Muitas vezes, algumas pessoas pensam que isso é, na verdade, um abscesso e tentam fazer um corte.

Essa informação não é correta. O que realmente acontece é que os hormônios produzidos pela mãe durante a gravidez caem na circulação do bebê e depois do nascimento estimulam os tecidos dos mamilos do bebê, ampliando-os como os da mãe. Os mamilos não estão infeccionados e não precisam de nenhum tratamento. Espremê-los ou fazer qualquer corte nos mamilos do bebê pode, na verdade, provocar infecções nos tecidos e uma vez infeccionados, os mamilos deverão ser tratados adequadamente.

O ideal é não mexer neles e deixá-los livres de qualquer creme, gaze etc. Após algum tempo, os mamilos voltarão ao tamanho normal, quando os níveis de hormônios baixarem naturalmente.

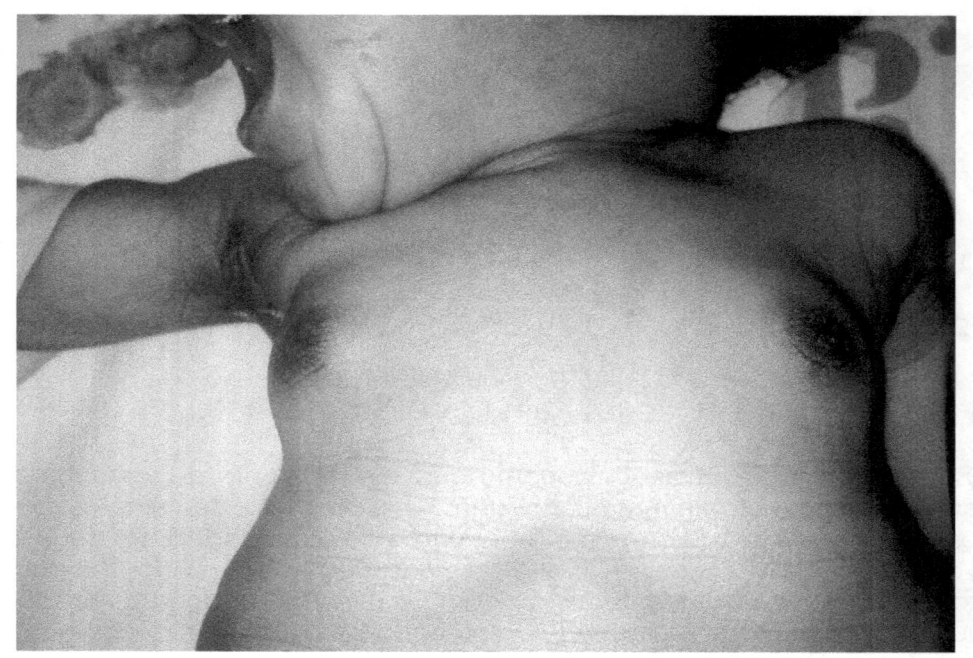

20

PROBLEMAS DO SONO

O padrão de sono dos bebês é diferente do padrão de sono dos adultos. Muitos bebês dormem muito durante o dia e acordam várias vezes durante a noite para serem alimentados. Cada bebê possui uma demanda diferente e com o tempo as mães irão conhecer as demandas de seus bebês.

A maioria dos bebês dorme a maior parte do tempo, acordando apenas para se alimentar ou quando está com as fraldas molhadas. Algumas mães lamentam-se de seus bebês por não dormirem o suficiente durante a noite, já que acordam muito para mamar. Mas esquecem-se que o bebê, provavelmente, passou o dia todo dormindo. Isso não é um problema, pois com o tempo o bebê vai se ajustando e formando seu padrão de sono conforme ele cresce.

Uma das coisas que faz o bebê chorar, no geral, é a alimentação inapropriada. Muitos bebês estão sonolentos e cansados quando são colocados para mamar e assim acabam pegando no sono antes de se alimentarem o suficiente e sentirem-se satisfeitos. Por essa razão, eles acordam com fome pouco tempo depois de terem pegado no sono, e começam a chorar. As mães, então, os alimentam mais uma vez. O bebê pega no sono novamente, antes de se satisfazer por completo, e pouco tempo depois acorda novamente. Esse ciclo continua e dessa maneira a mãe não obtém o descanso necessário e acaba por se sentir frustrada. O ideal é que a mãe acorde o bebê algumas vezes durante a mamada, se ele estiver pegando no sono, para que o bebê continue a se alimentar até o fim. Quando o bebê está bem alimentado ele pode dormir até 3 horas seguidas ou mais, dando tempo para a mãe descansar de fato até a próxima mamada ou fazer outras tarefas.

Entretanto, se um bebê não dorme bem durante o dia e nem durante a noite, é aconselhável procurar aconselhamento médico, especialmente se a falta de sono estiver acompanhada de pouco ganho ou perda de peso. Algumas infecções, como a malária, podem ser a causa e essas devem ser tratadas apropriadamente.

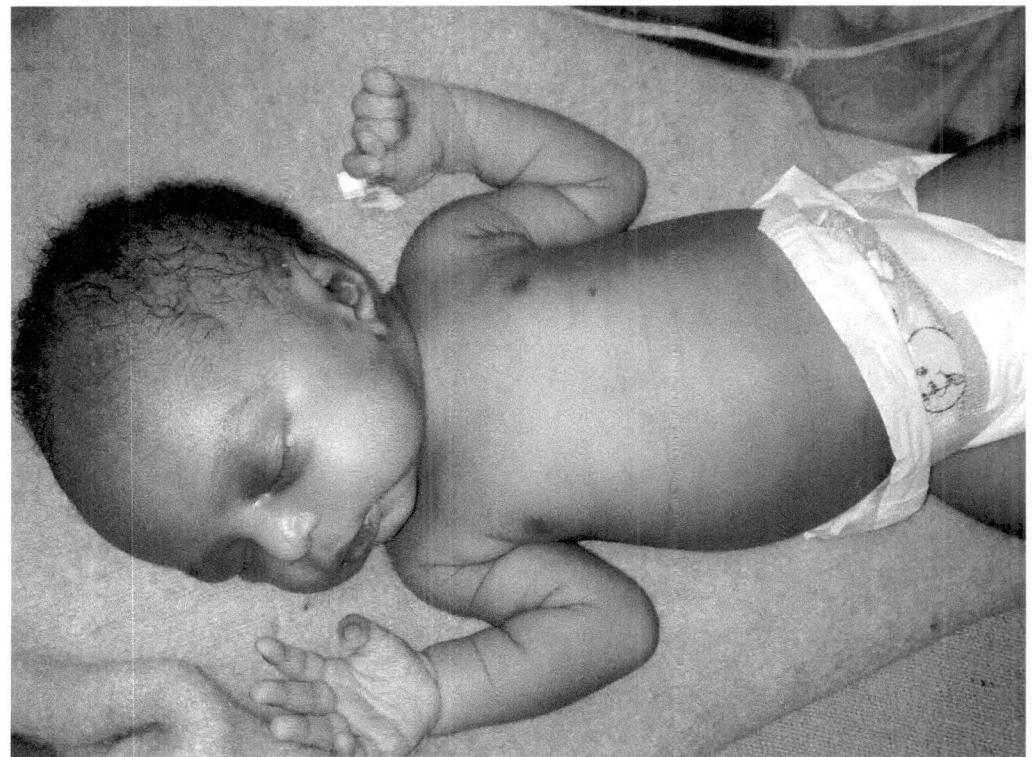

BEBÊ DORMINDO. TODO BEBÊ SAUDÁVEL E BEM ALIMENTADO DORME BEM.

DENTES NASCENDO E FEBRE

Há um equívoco geral, em diferentes culturas, sobre a associação de dentição com alguns sintomas de problemas de saúde, especialmente febre e diarreia. A maioria das pessoas acredita que a dentição está associada com febre, fezes pastosas, mal-estar geral e às vezes vômito. O perigo dessa crença é que os bebês são deixados em casa sem cuidados médicos, até que a condição fica muito ruim ou já é muito tarde.

O bebê adquire imunidade para muitas condições, enquanto ainda estão no ventre das mães, como já mencionado anteriormente. Essa imunidade vem em forma de proteínas, chamadas imunoglobulinas, que são passadas para a criança através da placenta. Essas proteínas ajudam a combater doenças como a malária, catapora, sarampo e diferentes tipos de doenças diarreicas.

No entanto, os sistemas do corpo do bebê ainda não estão maduros o suficiente para gerarem essas proteínas por conta própria, conforme o bebê cresce. Dentro dos primeiros meses, os níveis começam a cair, fazendo com que a criança esteja propensa a diferentes tipos de infecções.

Na idade de 4-5 meses, o bebê está mais vulnerável a infecções como malária, diarreia viral, diferentes tipos de pneumonias e outras infecções virais que são difíceis de identificar clinicamente. Nessa fase, pode haver febres mais frequentes. Também é nesse momento que os dentes começam a entrar em erupção e as febres são erroneamente atribuídas à dentição.
Quando esses bebês são devidamente atendidos clinicamente, a febre diminui, mas os dentes continuam a entrar em erupção; se a erupção provocar febre, essa deve ser continuadamente tratada.

Pós para dentição são feitos principalmente de comprimidos analgésicos, triturados para formar um pó. Eles podem dar alívio temporário da febre, mas a condição da doença subjacente não é eliminada e pode na verdade estar incubada no corpo do bebê, fazendo com que a condição fique potencialmente pior.

Qualquer bebê que tenha febre deve ser tratado corretamente, uma vez que existem numerosas causas para a febre, muitas das quais podem ser potencialmente fatais. Investigações adequadas devem ser feitas e o tratamento iniciado logo que possível. A causa da febre é detectada, na maioria das vezes, quando o médico é consultado a tempo.

SECREÇÃO NOS OUVIDOS/INFECÇÕES

É comum o bebê ter infecções nos ouvidos durante o primeiro ano de vida e isso costuma preocupar as mães. O ouvido é geralmente infectado através da garganta, porque o ouvido está ligado à garganta pelo canal chamado Tubo de Eustachian. Esse tubo é geralmente anguloso no adulto, mas em linha reta no bebê. Qualquer infecção na garganta do bebê, portanto, pode ser facilmente transmitida para o ouvido médio. A maioria das infecções de ouvido, portanto, é precedida por uma infecção de garganta que pode não ser perceptível para a mãe.

O bebê com infecção de ouvido chora inconsolavelmente e os métodos da mãe de pacificar a criança, como amamentar, dar água ou balançar o bebê, não o acalma. Isso se dá, geralmente, quando nenhuma causa óbvia do problema pode ser vista – não há inchaços, muitas vezes sem febre, sem erupção cutânea etc. Vi algumas dessas mães trazerem seus bebês no hospital também chorando com os mesmos, após falharem em conseguir fazer os pequeninos pararem de chorar.

A tensão criada no ouvido médio (que não tem espaço para expansão) é a causa da dor severa. Às vezes, quando o tratamento adequado não é feito, a membrana do ouvido (membrana timpânica) rompe e pus escorre como secreção; O bebê está aliviado e agora chora menos, mas o problema ainda não acabou.

A infecção pode tornar-se crônica e danificar os órgãos auditivos dentro da orelha, levando à surdez do ouvido afetado. O ouvido médio também está muito perto do cérebro e a infecção pode passar para ele, causando meningite ou abscesso cerebral; duas causas muito graves de morbidade e mortalidade.

Qualquer bebê que chore mais do que a mãe está acostumada deve ser levado ao médico para uma avaliação adequada.

Ouve-se falar que amamentar o bebê, enquanto ele estiver deitado de lado, causa infecção de ouvido. Isso é um equívoco. Isso está longe da verdade e as pessoas pensam assim por causa da cor da secreção nos ouvidos que é parecida com a cor do leite materno. As mães podem amamentar seus bebês deitados, contanto que o bebê esteja bem firme junto ao peito e consiga se alimentar adequadamente.

QUEIXAS ABDOMINAIS E REGURGITAÇÃO DE ALIMENTOS

Esse é um problema comum que traz muitos bebês ao hospital. A mãe reclama que o bebê está sempre se contorcendo de dor, especialmente após a alimentação. Isso, às vezes, perturba o sono à noite e os pais ficam preocupados.
Algumas pessoas atribuem isso ao reajustamento dos órgãos abdominais após o nascimento e a problemas com o umbigo, especialmente quando o bebê tem hérnia umbilical. Ambos não são necessariamente verdade.

Muitas vezes, as queixas abdominais são causadas por gases no intestino dos bebês, principalmente devido a duas razões principais: quando o bebê não está devidamente posicionado (firme ao seio) durante a alimentação, podendo engolir muito ar durante a mamada e quando o bebê não é colocado para arrotar de forma apropriada (com leves tapinhas nas costas) após a mamada. O bebê engole muito ar durante a alimentação e isso faz com que ele se sinta desconfortável, levando também à regurgitação do alimento ingerido. Isso pode ser comparado a nossa sensação de indigestão depois de comer muito rápido ou ingerir alimento vencido.

Os bebês devem arrotar adequadamente após cada mamada para evitar regurgitação e queixas abdominais.

Alguns remédios podem ser administrados para esse fim, como o popular GRIPE WATER. Em minha opinião, alguns dos ingredientes desses remédios não são muito bem especificados ou não contêm nada que possa realmente trazer alívio à criança. Portanto, eles devem ser evitados. Se as medidas citadas não funcionarem, antiácidos leves podem ser administrados para trazer conforto à criança.

Quando o bebê pegar no sono após a mamada, ele deve ser posto de bruços com a face virada para um dos lados a fim de evitar a regurgitação e uma possível aspiração do leite, o que pode ser perigoso.

A dor abdominal persistente, principalmente associada a vômitos e distensão da barriga, requer atendimento médico de urgência.

24

CORRIMENTOS VAGINAIS

Essa condição se aplica apenas aos bebês do sexo feminino. Muitas vezes, as mães notam uma secreção branca, cremosa e espessa na fralda do bebê, geralmente alguns dias após o parto. Isso assusta as mães, pois corrimentos vaginais são muitas vezes associados a infecções provocadas por doenças sexualmente transmissíveis. Algumas mães recorrem ao hospital afirmando não saberem como o bebê contraiu tal infecção.

Pode ocorrer sangramento com o corrimento, o que traz muitas preocupações aos pais.

Isso não deve ser motivo de preocupação. Como já elucidado no item sobre mastite neonatal, esse corrimento e sangramento são resultados dos hormônios que o bebê adquiriu da mãe durante a gestação. Não há necessidade de intervenção médica, o corrimento desaparece geralmente em torno de 2 dias após seu início.

25

CONVULSÕES E TREMORES

Os tremores podem acometer os bebês e normalmente causam muita ansiedade nos pais. Nessa condição, o bebê ocasionalmente tem tremores nos membros superiores. Em geral, esses tremores costumam durar muito pouco tempo e param de forma repentina. Se as tremedeiras forem prolongadas, pode ser sinal de glicose baixa e o bebê deve ser alimentado imediatamente. O baixo índice de açúcar no sangue pode provocar convulsões em bebês. Isso pode acontecer com os bebês que são alimentados somente com água nas primeiras 48 horas de vida. Essa prática não é indicada; os bebês devem ser levados ao seio materno logo após o parto.

Os bebês se assustam facilmente com sons altos. As mães costumam se preocupar com o susto dos bebês e muitas vezes pensam que seus filhos sofrem de alguma doença ou algum tipo de convulsão. Esse susto é, na verdade, um bom sinal, pois confirma que o bebê tem boa audição.

A convulsão, entretanto, é um sintoma muito sério e deve ser tratada em caráter de urgência. Convulsões podem ser facilmente identificadas ou não. Podem ser também localizadas ou generalizadas e os olhos podem girar para cima, o que é muito assustador para as mães. O bebê deve ser levado ao médico com urgência para a devida avaliação e tratamento.

Há muitas causas para as convulsões em recém-nascidos, portanto, os pais não devem assumir que sabem a causa de uma convulsão em seus bebês, tampouco prolongar a ida ao médico. As convulsões podem provocar lesões sérias no cérebro e devem ser tratadas com toda a seriedade.

35

CANDIDÍASE ORAL

Muitas vezes, algumas placas brancas são vistas nas bocas de bebês recém-nascidos, atingindo as paredes da boca e a língua. Elas são facilmente removidas com uma gaze limpa ou lenço de papel. Essas placas são restos de leite materno.

No entanto, em alguns casos, essas placas ou manchas podem, diferentemente, aderir às paredes da boca e língua, causando sangramento se alguma força for aplicada para removê-las. Essa condição é chamada de candidíase oral e é causada por uma infecção fúngica. Ocorre em muitos bebês por causa de sua baixa imunidade e geralmente desaparece conforme a criança cresce, sem qualquer tratamento.

Contudo, se o crescimento da candidíase oral for excessivo ou persistente, o médico deverá ser consultado para o tratamento adequado. Os fármacos antifúngicos orais estão normalmente sob a forma de suspensões, e são muito eficazes, mas devem ser obtidos após a consulta com um médico. O uso de violeta genciana é complicado e não é mais aconselhável.

Os pais de qualquer bebê com candidíase oral muito prolongada devem procurar ajuda médica, pois essa condição também pode ser causada por outros estados clínicos que baixam a imunidade.

36

MARCAS DE NASCIMENTO

As marcas de nascimento são áreas na pele que não têm a mesma cor do restante do corpo. A maioria é mais escura e com alguns pelos, mas em muitos bebês essas manchas são passageiras e com o tempo a cor da mancha passa a igualar com a cor do restante do corpo.

Em alguns casos, essas áreas possuem a cor de café com leite e pode haver mais de uma mancha pelo corpo. Se um bebê que possui essas manchas na pele também esteja, por vezes, tendo convulsões, o médico deverá ser consultado o mais breve possível.

Algumas marcas de nascimento são diferentes, muitas vezes com alguma elevação e da cor de uma cereja vermelha escura ou vermelho mais claro; o que indica que essa mancha possui muitos pequenos vasos sanguíneos. Muitas dessas manchas diminuem de tamanho com o tempo, até desaparecerem; outras aumentam de tamanho e podem sangrar quando sofrem algum tipo de desgaste. Esse tipo de mancha necessita de atenção médica, uma vez que elas podem ulcerar e sangrar abundantemente; em alguns casos é necessária a intervenção de um cirurgião plástico para o reparo adequado.

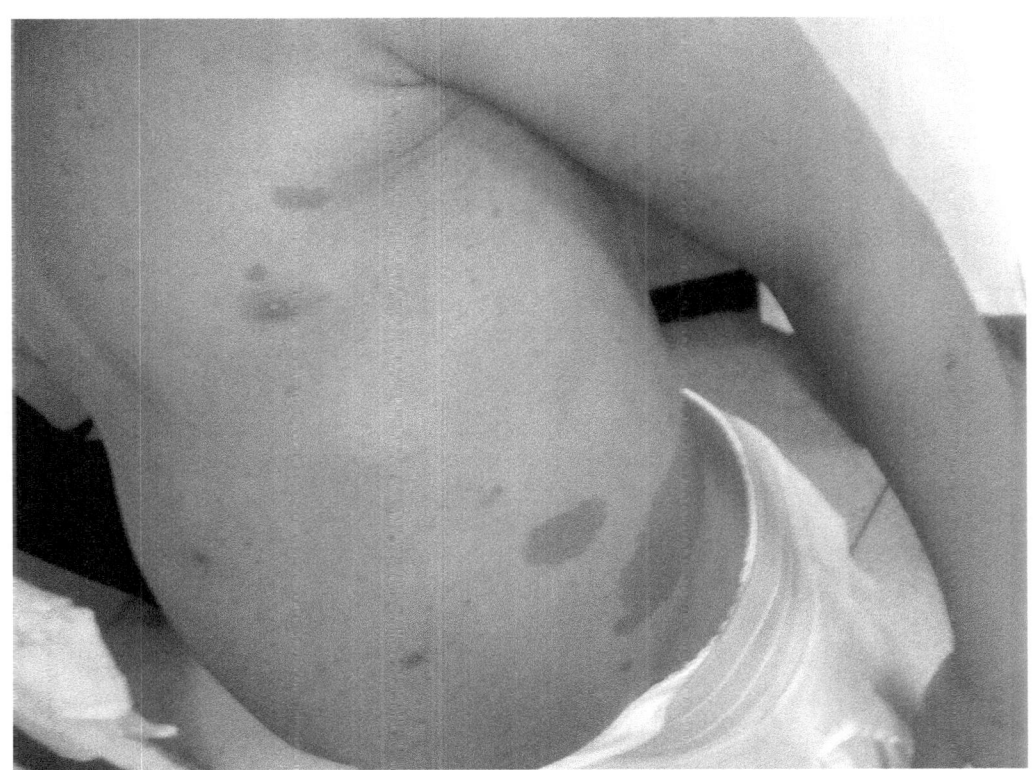

37
CIRCUNCISÃO

Refere-se apenas à circuncisão masculina, que deve ser realizada em bebês masculinos normais a partir do oitavo dia de vida. A circuncisão antes do oitavo dia de vida não é segura, pois o mecanismo de coagulação do bebê ainda é imaturo nessa fase e pode haver abundante sangramento.

Há dois tipos de circuncisão disponíveis: o tipo tradicional, em que o prepúcio é cortado e retirado, e o tipo plastibell, em que o prepúcio é esticado sobre um anel de plástico e amarrado firmemente sobre ele para cair sozinho mais tarde. Ambos os procedimentos são seguros quando feitos por um profissional da saúde.

A circuncisão não deve ser realizada quando o sexo do bebê não está claramente definido; essa chamada de genitália ambígua.O procedimento da circuncisão também não deve ser feito quando o eixo do pênis do bebê tiver alguma malformação, como quando a uretra do bebê está abaixo do pênis em vez de na ponta (hipospádia). Isso se dá por que a cirurgia de reparo para essa malformação pode requerer o uso de pele do prepúcio do pênis, o que seria impossível se essa pele fosse removida anteriormente.

A circuncisão deve também ser adiada em bebês prematuros, até que eles alcancem um peso aceitável para a cirurgia. Os bebês que estejam doentes, os que possuem icterícia e os bebês que tenham deficiência de alguns fatores de coágulo sanguíneo também não devem se submeter à circuncisão sem acompanhamento médico apropriado. O aconselhamento médico deve ser solicitado nessas condições.

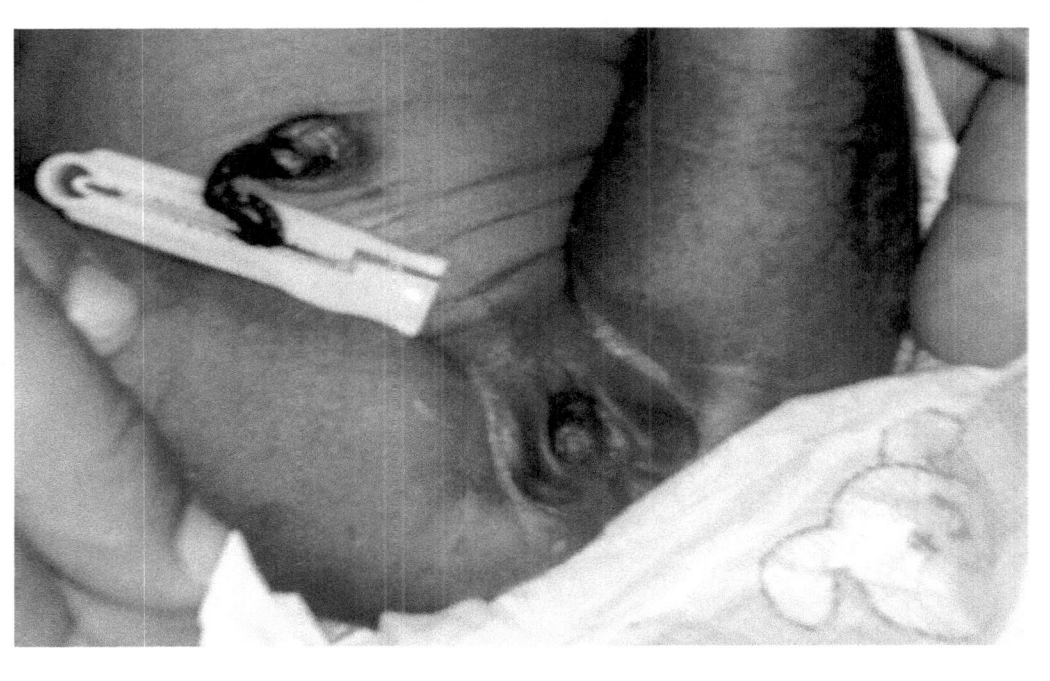

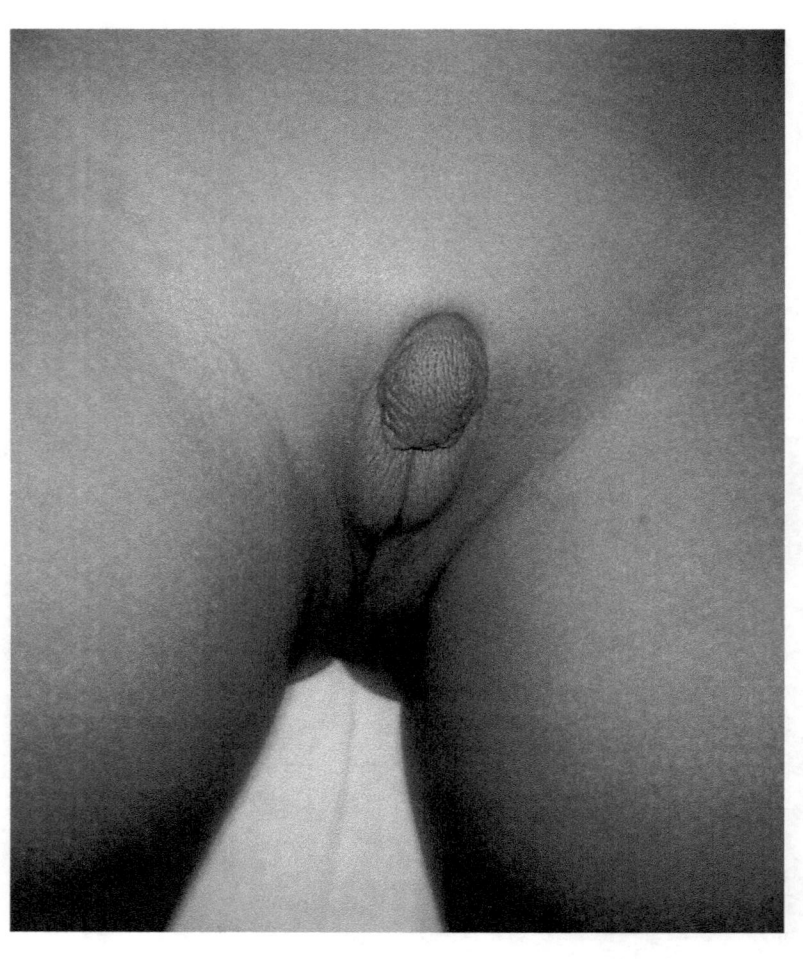

INFECÇÕES

Os recém-nascidos são propensos a infecções por causa de sua baixa imunidade e tudo deve ser feito para protegê-los de possíveis infecções. Algumas infecções são adquiridas enquanto eles ainda estão no útero das mães. Estas infecções incluem: sífilis, rubéola, muitos tipos de infecções virais, incluindo a hepatite B, infecção retroviral (HIV) e outras infecções menos comuns.

Outras infecções podem ser adquiridas durante o parto quando o bebê passa pelo canal vaginal. Essas incluem as infecções dos olhos, que provocam secreções nos olhos após o parto (Oftalmia Neonatal). Essa infecção pode causar alguns danos aos olhos e pode ser causada por vários organismos. A infecção pelo vírus HIV e pela hepatite B também pode ser adquirida durante o parto.

Após o parto, muitas outras infecções bacterianas são possíveis de ocorrer, incluindo tétano, meningite. septicemia (infecção na corrente sanguínea), infecções essas que podem trazer risco à vida.

Também é interessante notar que a maioria dessas infecções pode ser evitada facilmente. As mães devem se certificar de receberem as vacinas necessárias para proteger seus filhos. O coto umbilical deve ser tratado como discutido anteriormente. É aconselhável que as mães que tiveram bebês com secreções nos olhos, se submetam a tratamento adequado para que seus futuros bebês não tenham o mesmo problema. Se necessário, o pai também deve fazer o tratamento adequado.

Algumas mães começam a perder líquido amniótico antes do trabalho de parto, em torno de duas semanas antes. Isso pode provocar uma infecção bacteriana no bebê ainda no útero. A mãe deve ser submetida, preventivamente, a tratamento com antibióticos antes do início do trabalho de parto para proteger a si e o bebê.

As infecções podem causar muitos danos ao bebê, se não forem tratadas adequadamente, e alguns dos danos podem ser permanentes, especialmente quando o cérebro está envolvido. Todo o esforço em manter a boa higiene deve ser feito, especialmente lavar as mãos regularmente e cuidado adequado com os seios para a amamentação. Os primeiros sinais de infecção, como febre, falta de apetite e fraqueza, devem ser levados a sério e o médico deverá ser consultado.

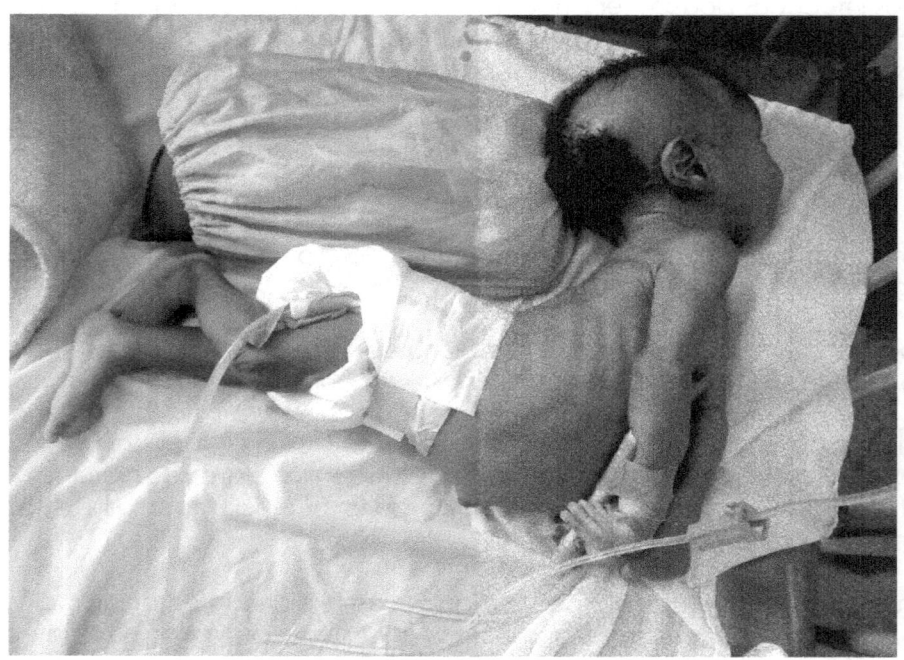

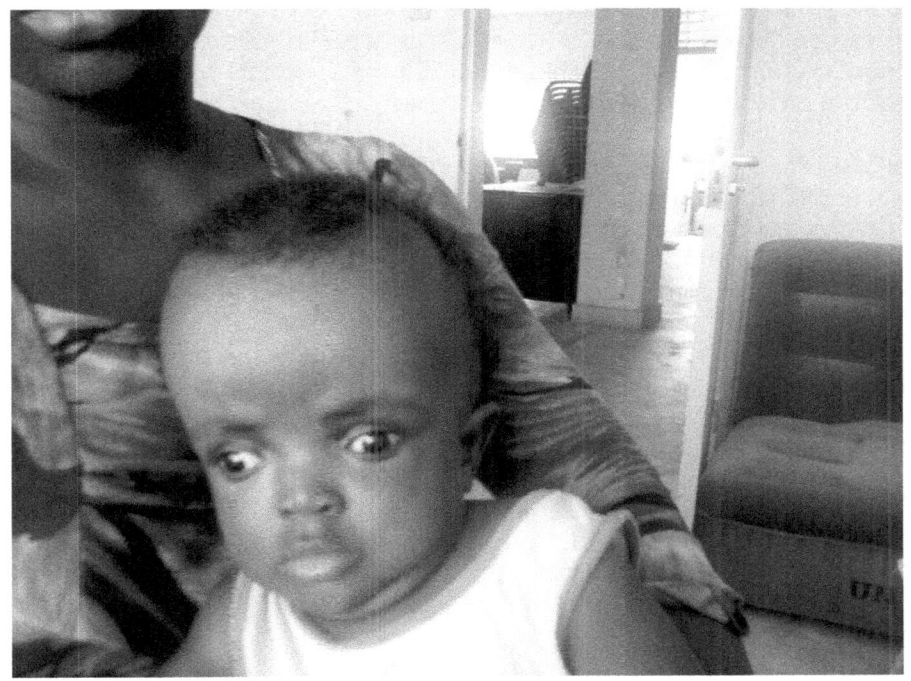

39

DIARREIA

A diarreia se dá quando o bebê evacua fezes pastosas ou aguadas três ou mais vezes ao dia em um período de apenas 24 horas. As fezes pastosas são aquelas que adquirem a forma de um recipiente. É fácil identificar as fezes pastosas a partir dessa definição quando ela se dá em crianças mais velhas, mas muito difícil de identificar em recém-nascidos e crianças com menos de 3 meses. Isso se dá por que as fezes do bebê recém-nascido são naturalmente mais pastosas e têm a mesma aparência da diarreia.

Portanto, para esse grupo de bebês, a diarreia pode ser exemplificada como a evacuação mais frequente, geralmente mais aguada e mais pastosa do que a mãe está acostumada a ver.
Quando as fezes também apresentam manchas de sangue, nós chamamos de disenteria.

A diarreia pode ser causada por vários organismos, normalmente por bactérias e vírus, mas é mais comum que ela seja causada por rotavírus quando se trata de crianças. Devemos dar a devida atenção a diarreias causadas por bactérias, como no caso da Shigelose, Salmonela e infecções por Klebsiella, que podem provocar epidemias em berçários.

A real causa de morte por diarreia não é a infecção em si, mas em consequência da desidratação. A perda excessiva de líquidos do corpo do bebê leva a um colapso do sistema circulatório e posteriormente a morte. O tratamento do bebê com diarreia é, portanto, a reposição de líquidos até que a infecção viral seja eliminada e não o tratamento da causa da infecção.

A maioria das doenças diarreicas é causada por vírus, como mencionado anteriormente, e vírus não respondem ao tratamento com antibióticos. Portanto, não é útil dar antibióticos às crianças afetadas, pois eles não terão qualquer efeito sobre a diarreia.

Agentes antidiarreicos, geralmente para uso adulto, estão disponíveis em farmácias e lojas de patente de medicamento e não são úteis no tratamento da diarreia infantil. Adultos geralmente são acometidos pela diarreia causada por bactérias e não por vírus. Então, esses antidiarreicos são feitos para o tratamento adulto.

Além disso, esses agentes antidiarreicos retardam o movimento do intestino (motilidade), causando acúmulo de líquidos no intestino da criança e levando à distensão abdominal. Alguns podem causar convulsões em bebês. Portanto, não é aconselhável o uso desses medicamentos.

O uso de sais de reidratação oral em forma de solução já salvou as vidas de milhões de crianças nas últimas duas décadas. Há dois tipos disponíveis:
  1) A preparação caseira (o soro caseiro) que contém sal e açúcar, também chamada de solução de açúcar e sal (SAS);
  2) E os sais de reidratação oral da UNICEF, que são embalados em sachês (SRO).

A solução de açúcar e sal pode ser preparada em casa e é recomendada para ser usada só em emergências, até consulta médica adequada.

Os sais de reidratação da UNICEF contêm todos os sais que a criança perde nas fezes e contêm calorias para energia, portanto, é uma solução equilibrada para o tratamento da diarreia na infância. O conteúdo de um sachê deve ser misturado com um litro de água filtrada ou fervida e dado à criança em pequenas quantidades, conforme a criança consiga tolerar. É muito melhor conseguir dar 5 ou 10 ml de cada vez do que tentar um copo inteiro de uma vez e correr o risco da criança vomitar. O vômito também faz com que a criança fique mais fraca, além de causar ansiedade e medo nas mães.

DICAS

- É aconselhável que as mães tenham sachês de reidratação disponíveis em casa e deem início ao tratamento logo na primeira diarreia, antes mesmo de consultar um médico. Diarreias agudas, que começaram durante a noite podem piorar se as mães esperarem o dia amanhecer para iniciar o tratamento.

- Portanto, se não há sachês de reidratação oral, o uso do soro caseiro deve ser iniciado como medida de emergência até a consulta com o médico.

- É preciso ter paciência, uma vez que as infecções virais levam alguns dias para melhorarem.

- As mães não devem esperar que seus bebês continuem com o mesmo apetite enquanto sofrem de diarreias ou qualquer outra doença.

- Forçar uma alimentação na criança pode provocar mais vômitos e mais frustrações. Reposição de líquidos para as crianças mais velhas e leite materno para os bebês são suficientes para a recuperação da diarreia.

- As crianças podem se alimentar de creme de milho, contanto que não esteja muito grosso, pois isso pode piorar a diarreia, graças a um mecanismo conhecido como diarreia osmótica.

- Alimentos sólidos devem ser evitados nessa fase, pois podem piorar a diarreia.

- Infelizmente, muitas mães acreditam que alimentar o bebê normalmente pode ajudá-lo a se recuperar mais rápido.

- O bebê recém-nascido também pode sofrer de diarreia e deve ser tratado da mesma maneira com os sais de reidratação oral.

- Esses sais não curam a diarreia, como algumas mães esperam. Eles são usados para repor os líquidos que o bebê perde, até que a infecção viral cesse e os movimentos intestinais voltem ao normal. Se isso não for feito, o bebê ficará desidratado.

Qualquer criança com diarreia, acompanhada ou não de vômitos, pode piorar rapidamente sem a devida intervenção. O médico deverá ser consultado o mais breve possível.

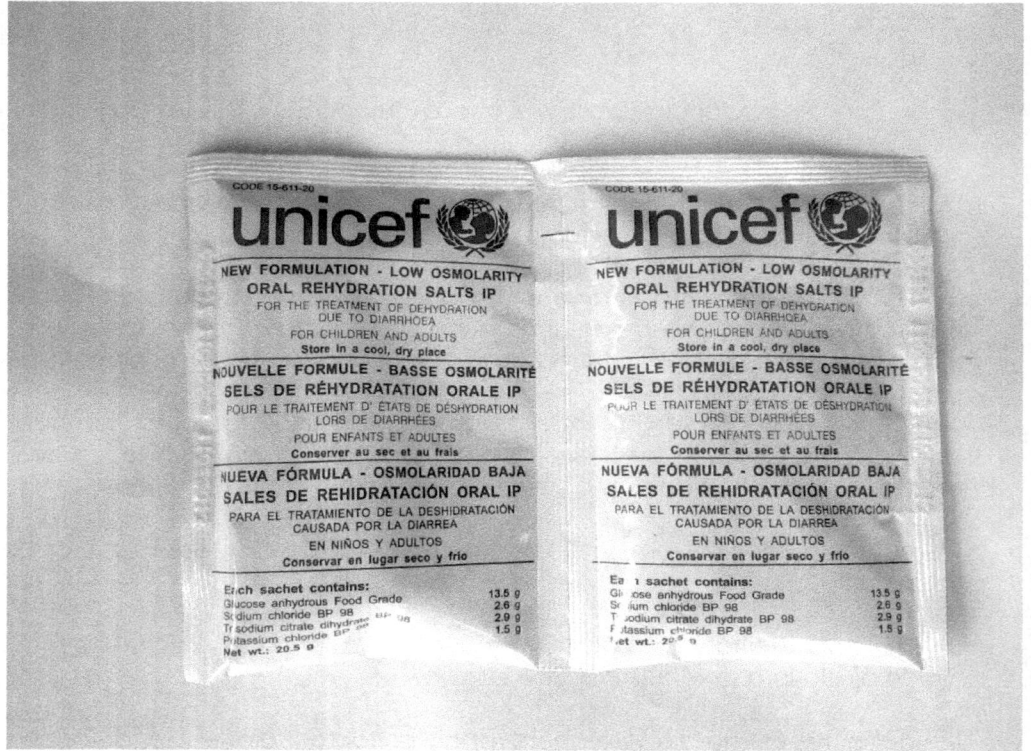

SACHÊS DA UNICEF
DEVEM SEMPRE ESTAR DISPONÍVEIS EM CASA

40

PREMATURIDADE

Dizemos que um bebê é prematuro quando o nascimento se dá antes das 40 semanas de gestação. Em termos médicos, qualquer bebê que nasce entre as semanas 37 e 40 é considerado não-prematuro.

No entanto, alguns bebês nascem antes do tempo mencionado e o nascimento prematuro é associado a vários problemas, incluindo a probabilidade de sobrevivência. Em nosso contexto, os bebês nascidos a partir de 28 semanas de gestação estão mais propensos a sobreviver se for dada a devida atenção médica.

 Nos países desenvolvidos, devido ao avanço na prática médica, bebês prematuros de 21 semanas de gestação podem sobreviver. Qualquer parto antes desse tempo não é bem-sucedido em termos de sobrevivência fetal e é considerado um aborto.

Os bebês prematuros devem ser nutridos em uma unidade de cuidados especiais, sob os cuidados de médicos especialistas treinados para lidar com eles. Eles geralmente têm problemas de controle de temperatura, alimentação, infecções, desidratação, entre outros.

O cuidado mais importante com um bebê prematuro, após o nascimento, é o controle de temperatura. O bebê deve ser envolto em roupas quentes e, se possível, garrafas de água quente podem ser usadas para aquecer o bebê, enquanto ele é transportado para um centro especializado.

Um bebê prematuro também pode ser mantido quente envolvido pelo corpo das mães, com roupas quentes para que o calor do corpo da mãe possa mantê-los aquecidos. É o que chamamos de cuidados de canguru. Se a mãe estiver incapacitada, como, por exemplo, após uma cesariana, o pai ou qualquer um pode ajudar.

O bebê pode ser colocado no peito, se estiver forte o suficiente para sugar, mas todo esforço deve ser feito para manter uma boa higiene e o bebê deve ser levado de volta ao centro especializado assim que possível.

Dizem que bebês nascidos aos 7 meses de gestação não sobrevivem. Essa afirmação não é verdadeira. Vários fatores podem determinar a sobrevivência de bebês prematuros, especialmente sua condição ao nascer: peso e acesso aos setores hospitalares especializados.

Os bebês prematuros ganham peso rapidamente quando bem cuidados. Eles normalmente permanecem em incubadoras que os mantêm aquecidos.

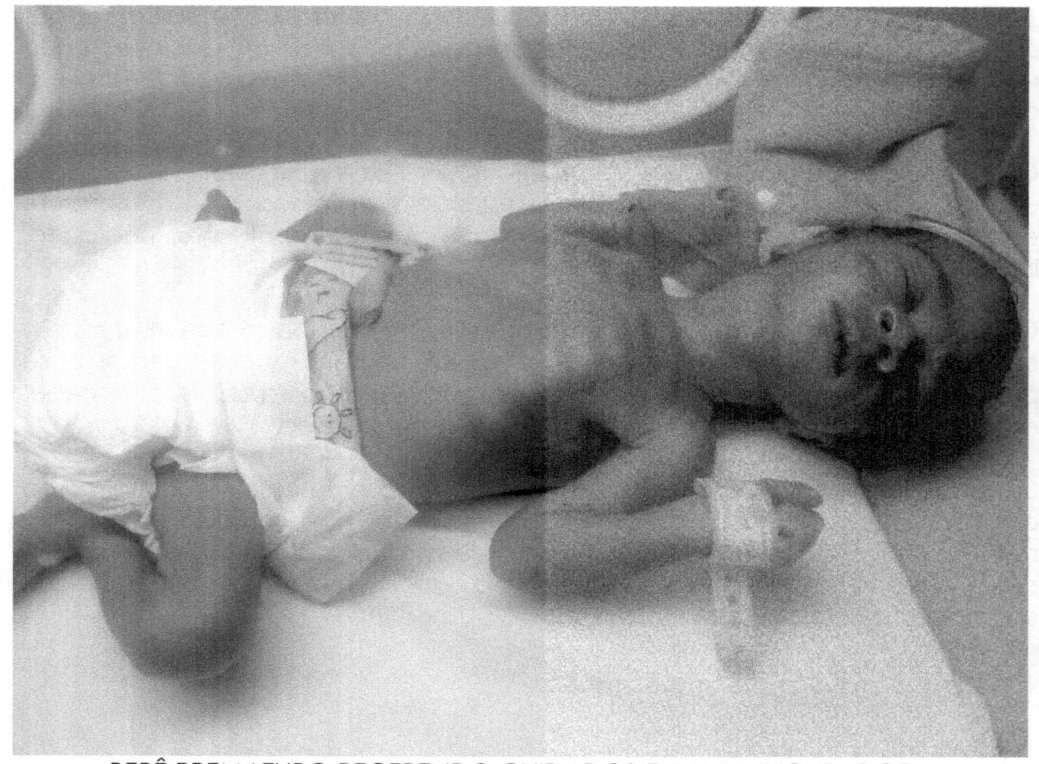

BEBÊ PREMATURO RECEBENDO CUIDADOS EM UMA INCUBADORA

41

GRAVIDEZ MÚLTIPLA

A gravidez de gêmeos é comum em nosso ambiente, enquanto que a gravidez de trigêmeos ou quadrigêmeos é menos comum. Os bebês têm seus problemas peculiares e eles devem ser tratados individualmente.

Gravidezes múltiplas são propensas a bebês de baixo peso e prematuridade por causa do espaço limitado no útero para o desenvolvimento dos bebês.

Os bebês prematuros, de gestação múltipla, devem receber os cuidados mencionados acima, na seção de bebês prematuros. Os bebês de gestação múltipla, nascidos com baixo peso, geralmente se recuperam melhor do que os bebês prematuros com o mesmo peso, mas também precisam de cuidados especiais. Eles podem ter tido problemas durante o parto que requerem atenção especializada. O segundo bebê geralmente apresenta mais problemas do que o primeiro por causa do maior tempo passado dentro do útero durante o parto, quando ambos os bebês dividiram a mesma placenta durante a gestação.

Algumas mães são hesitantes quando os médicos insistem em fazer uma cesariana quando se trata de gestação múltipla. A cirurgia, nesse caso, é mais segura para os bebês e para as mães, desde que os privem do estresse que um parto normal poderia causar e o resultado é, na maioria das vezes, de bebês saudáveis e um parto mais tranquilo para a mãe.

O leite materno é o alimento mais aconselhado para a alimentação dos bebês, mas muitas mães pensam que seus bebês de gestação múltipla devem iniciar a alimentação artificial logo após o parto. Isso não é necessariamente verdade. Apesar da amamentação de gêmeos e trigêmeos ser estressante, muitas mães conseguiram amamentar seus bebês por até seis meses. É importante procurar aconselhamento médico acerca da alimentação de bebês múltiplos.

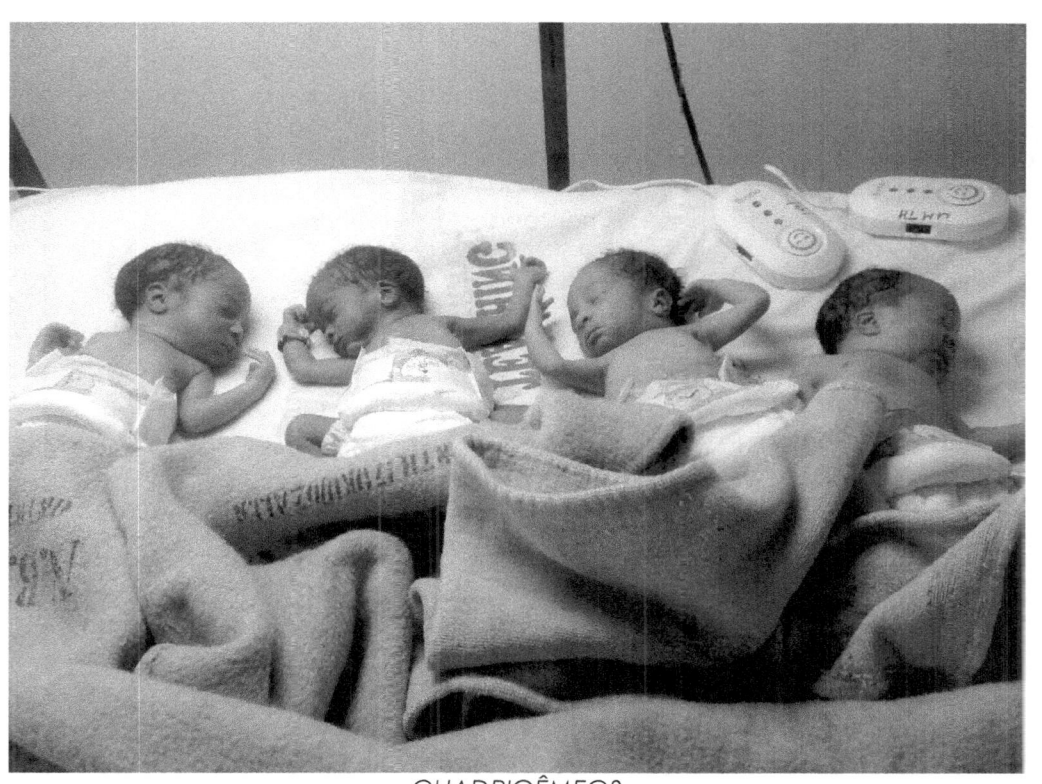

QUADRIGÊMEOS

O BEBÊ DOENTE

Um bebê doente é fonte de estresse para toda a família e essa situação deve ser lidada com calma e cuidado. No entanto, por causa de crenças tradicionais, ignorância e pobreza, muitos bebês chegam ao hospital em estado grave ou até mesmo quando já é tarde demais.

Todos os bebês devem ser levados ao médico sempre que os pais perceberem algo diferente, alguma doença ou algo que fuja do que os pais estão acostumados a ver. Alguns dos primeiros sinais de doença nos bebês incluem:

- Febre;
- Perda de apetite ou má alimentação;
- Vômitos;
- Choros excessivos;
- Diarreia;
- Pouca atividade ou atividade reduzida;
- Tosse;
- Sono precário;
- Dores abdominais ou distensão;
- Dificuldade para respirar ou respiração rápida.

Por favor, peço gentilmente que deixe a sua opinião sobre este livro aqui.

O autor, Dr. Gilbert Adimora, é pediatra consultor no Hospital-Escola da Universidade da Nigéria em Enugu e professor acadêmico no Departamento de Pediatria da Faculdade de Medicina da Universidade da Nigéria em Nsukka, Nigéria.

E-mail: gilbertadimora@yahoo.com

Website: authorsden.com/gilbertadimora

Tel: 234-8033257771

Facebook: Gilbert Adimora

Também autor dos livros:

"The Living water";
"Healing still the children's bread";
"The new creature".
E outros.

www.ingramcontent.com/pod-product-compliance
Lightning Source LLC
Chambersburg PA
CBHW061218180526
45170CB00003B/1054